现代骨科疾病诊断与治疗

编著　咸宝安　栾后超　孙　敏　刘玉婷

匡家寿　刘　涛　崔召师　陈胜武

吉林科学技术出版社

图书在版编目（CIP）数据

现代骨科疾病诊断与治疗 / 咸宝安等编著. --长春：

吉林科学技术出版社，2024. 8. --ISBN 978-7-5744

-1673-4

Ⅰ. R68

中国国家版本馆CIP数据核字第2024J1M574号

现代骨科疾病诊断与治疗

编　著	咸宝安　等
出版人	宛　霞
责任编辑	黄玉萍
封面设计	济南睿诚文化发展有限公司
制　版	济南睿诚文化发展有限公司
幅面尺寸	170mm×240mm
开　本	16
字　数	205 千字
印　张	11.875
印　数	1~1500 册
版　次	2024 年 8 月第 1 版
印　次	2024 年12月第 1 次印刷

出　版	吉林科学技术出版社
发　行	吉林科学技术出版社
地　址	长春市福祉大路5788 号出版大厦A 座
邮　编	130118
发行部电话/传真	0431-81629529　81629530　81629531
	81629532　81629533　81629534
储运部电话	0431-86059116
编辑部电话	0431-81629510
印　刷	廊坊市印艺阁数字科技有限公司

书　号	ISBN 978-7-5744-1673-4
定　价	79.00 元

Foreword **前言**

现代科学的全面发展，促进了医学的发展，也促进了骨科学的发展。骨科学是一门实践性很强的临床学科，与其他外科学相比，骨科临床治疗十分复杂，涉及骨骼、关节、肌肉、肌腱、血管、神经等多种组织，通常需要临床医师结合自身临床经验对患者的临床资料进行综合分析、逻辑推理，从而得出正确的诊断，提出合理的治疗方案。近年来，骨科学的发展日新月异，在骨科理论和骨科手术技术等领域均取得了诸多里程碑式的飞速发展，这为骨科医师战胜病魔提供了新利剑的同时，更对如何提高骨科疾病的治愈率提出了新的挑战。鉴于以上原因，编者根据骨科专业特点，总结自己多年的临床工作和实践经验，收集参考了大量国内外的最新文献资料，编写了《现代骨科疾病诊断与治疗》一书，希望能对临床骨科常见疾病的防治与护理工作起到一些指导作用。

本书在内容设计上突出实用的特点，以理论知识为基础，从临床实践出发，重点突出临床诊疗方法。首先介绍了骨科常用检查方法、骨科常用急救技术；然后对上肢损伤等临床常见骨科疾病进行了全面阐述，详细论述了其病因、发病机制、临床表现、诊断和鉴别诊断、治疗等；最后介绍了中医骨伤疾病的内容。本书内容丰富，文字简练，图文并茂，实用性强，是一本适用于骨科各级医护人员的临床参考用书。

由于骨科领域基础理论及实际问题涉及范围非常广泛，内容更新快，加上编者的知识水平有限，书中失误与不足之处在所难免，希望广大读者予以批评指正。

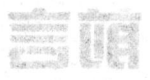

《现代骨科疾病诊断与治疗》编委会

2024 年 4 月

Contents **目录**

第一章 骨科常用检查方法

第一节 骨关节检查

详细、完整的临床检查对骨关节疾病的诊治具有重要意义。

一、注意事项

（一）环境舒适

检查室室温应该舒适，光线充足，检查女性患者时应有家属或护士陪同。

（二）显露范围

根据检查需要，充分显露检查部位，对可能有关而无明显症状的部位及健侧也应充分显露，仔细检查并进行对比。

（三）体位要求

一般嘱被检查者卧位，检查上肢及颈部时可根据情况采取坐位，特殊检查时可采取特殊体位。

（四）检查顺序

一般先行全身检查再重点行局部检查。若患者病情危重，应先进行抢救，避免做不必要的检查和处理。

（五）检查手法

检查者应该动作规范、轻巧，对可能患急性感染及肿瘤患者检查应尽量轻柔，避免扩散。

二、检查项目

检查项目包括一般全身检查及骨科相关的专科检查。

三、基本检查方法

骨科基本检查方法包括视诊、触诊、叩诊、听诊、动诊和量诊等,其中视、触、动诊是每次检查都需要做到的,其余各项则根据患者具体情况按需进行。

(一)视诊

1.一般检查

从各个侧面和不同体位仔细观察躯干及四肢的姿势,轴线及步态有无异常。

(1)体位和姿势:体位是指患者身体在卧位时所处的状态。临床上常见的有自动体位、被动体位和强迫体位等。姿势是就举止状态而言,主要靠骨骼结构和各部分肌肉的紧张程度来维持。

不同体位和姿势常可帮助明确骨科疾病诊断:①脊髓损伤伴截瘫的患者处于被动体位;②骨折和关节脱位的患者为减轻痛苦常处于某种强迫体位;③锁骨骨折患者常表现为以健手扶持患肘的姿势;④不同颈髓平面损伤急性期后常表现为不同姿势。

(2)步态:即行走时所表现的姿势。步态的观察对疾病诊断有重要帮助。骨科常见典型异常步态如下。①剪刀步态:脊髓损伤伴痉挛性截瘫。②摇摆步态:双侧髋关节先天性脱位、大骨节病。③跨阈步态:腓总神经损伤或麻痹、弛缓性截瘫。④跛行步态:一侧臀中肌麻痹、一侧先天性髋关节脱位。⑤间歇性跛行:腰椎管狭窄症、短暂性脊髓缺血、下肢动脉慢性闭塞性病变。

2.局部情况

(1)皮肤有无发红、发绀、色素沉着、发亮或静脉曲张等,局部有无包块。

(2)软组织有无肿胀或淤血,肌肉有无萎缩及纤维颤动。

(3)瘢痕、创面、窦道、分泌物及其性状。

(4)伤口的形状及深度,有无异物残留及活动性出血。

(5)有无畸形,如肢体长度、粗细或成角畸形。

(6)局部包扎和固定情况。

(二)触诊

(1)局部温度和相对湿度。

(2)注意局部有无包块,若有包块存在,应明确包块的部位、大小、活动度、硬度、有无波动感及与周围组织的关系等。

(3)压痛:应明确压痛的部位、深度、范围、性质及程度等。一般由外周健康组织向压痛点中心区逐渐移动,动作由浅入深、先轻后重,避免暴力操作。

（4）了解有无异常活动及骨擦感。

（三）叩诊

1.轴向叩击痛

当怀疑存在骨与关节疾病时可沿肢体轴向用拳头叩击肢体远端，如在相应部位出现疼痛即为阳性，多见于骨、关节急性损伤或炎症病例。

2.脊柱间接叩击痛

被检查者取坐位，检查者一手置于被检查者头顶，另一手半握拳叩击左手，有脊柱病变者可在相应部位出现疼痛。若患者出现上肢放射痛，提示颈神经根受压。

3.棘突叩击痛

检查脊柱时常用叩诊锤或手指叩击相应的棘突，如有骨折或炎性病变常出现叩击痛。

4.神经干叩击征（Tinel 征）

叩击已损伤神经的近端时末梢出现疼痛，并向远端推移，表示神经再生现象。

（四）听诊

1.骨摩擦音

骨折患者常可闻及骨摩擦音。

2.关节弹响

当关节活动时听到异常响声并伴有相应的临床症状时，多有病理意义，如弹响髋、肩峰下滑囊炎和膝关节半月板损伤等情况。

3.骨传导音

用手指或叩诊锤叩击两侧肢体远端对称的骨隆起处，将听诊器听筒放在肢体近端对称的骨隆起处，双侧对比判断骨传导音的强弱，若有骨折则骨传导音减弱。

（五）动诊

动诊一般包括检查主动活动、被动活动和异常活动情况。

1.主动活动

（1）肌力检查：见肌力测量的内容。

（2）关节主动活动功能检查：各关节活动方式和范围各不相同，正常人可因年龄、性别等因素而有所不同。

2.被动活动

(1)和主动活动方向相同的被动活动。

(2)非主动活动方向的被动活动:包括沿肢体轴位的牵拉、挤压活动及侧方牵引活动等。

3.异常活动

(1)关节强直:活动功能完全丧失。

(2)关节活动范围减小:见于肌肉痉挛或关节周围的软组织痉挛。

(3)关节活动范围超常:见于关节囊破坏,关节囊及支持带过度松弛或断裂。

(4)假关节活动:见于肢体骨折不愈或骨缺损。

(六)量诊

测量肢体的角度、长度及周径的方法称为量诊。肢体测量是骨科临床检查法中的重要内容,其目的是了解人体各部位的尺寸或角度,以便对人体的结构组织、病理变化进行数量上的分析。

二、骨科各部分检查

(一)常用颈部骨关节检查

1.颈椎间孔挤压试验

患者坐位,检查者双手手指互相嵌夹相扣,以手掌面压于患者头顶部或者前额部,两前臂掌侧夹于患者头两侧保护,不使头颈歪斜,同时向患侧或健侧屈曲颈椎,也可以前屈后伸,若出现颈部或上肢放射痛加重,即为阳性,多见于神经根型颈椎病或颈椎间盘突出症。该试验是使椎间孔变窄,从而加重对颈神经根的刺激,故出现疼痛或放射痛。

2.侧屈椎间孔挤压试验

患者取坐位,头稍后仰并向患侧屈曲,下颌转向健侧,检查者双手放在患者头顶向下挤压。如引起颈部疼痛,并向患侧手部放射即为阳性。最常见于 C_5 椎间盘突出症,此时疼痛向拇指、手及前臂放射。

3.后仰椎间孔挤压试验

患者取坐位,头稍后仰,检查者双手交叉放在患者头顶上,再向下方挤压。如引起颈部疼痛,并向患侧上肢放射,即为阳性。阳性结果见于颈椎病。

4.颈椎间孔分离试验

检查者一手托住患者颏下部,另一手托住枕部,然后逐渐向上牵引头部,如患者感到颈部和上肢的疼痛减轻,即为阳性。该试验可以拉开狭窄的椎间孔,减轻颈椎小关节周围关节囊的压力,缓解肌肉痉挛,减少神经根的挤压和刺激,从而减轻疼痛。

5.椎动脉扭曲试验

椎动脉扭曲试验用于检查椎动脉型颈椎病,患者坐位、头颈放松,检查者站在患者身后,双手抱住患者头枕两侧,将患者头向后仰的同时转向一侧,若出现眩晕则为阳性。

6.头顶部叩击试验

患者端坐,医师一手平按患者头顶,用另一手握拳叩击按在患者头顶的手掌背,如果患者感觉颈部疼痛不适或者向上肢串痛、麻木,为阳性。

7.屈颈试验

屈颈试验用于检查脊髓型颈椎病,患者平卧,上肢置于躯干两侧,下肢伸直,令患者抬头屈颈,若出现上下肢放射性麻木则为阳性。

(二)常用的上肢骨关节检查

1.Dugas 征

患者能用手摸到对侧肩部,且肘部能够贴到胸壁为阴性;若不能为阳性,表明肩关节有脱位。

2.Speeds 征和 Yergason 征

Speeds 征和 Yergason 征即肱二头肌长腱阻抗试验。前者为前臂旋后,前屈肩 90°,伸肘位,阻抗位屈肘,出现肩痛为阳性;后者为屈肘 90°,阻抗屈肘时肩痛为阳性,提示肱二头肌腱鞘炎。

3.Impingement 征

Impingement 征即前屈上举征。医师以手下压患侧肩胛骨并于中立位前举、上举,肩袖的大结节附着点撞击肩峰的前缘,肩痛为阳性,见于撞击综合征。

4.前屈内旋试验

将患肩前屈 90°,屈肘 90°用力内旋肩,使肩袖病变撞击喙峰韧带,产生肩痛为阳性,见于撞击综合征。

5.Apprehension 试验

Apprehension 试验即惧痛试验。患者放在外展外旋(投掷)位,医师推肱骨头向前与前关节囊相压撞,后者有病变时剧痛,突感无力,不能活动,提示肩关节前方不稳。

6.肩关节稳定试验

弯腰垂臂位或仰卧位,被动向前方推压肱骨头或向后推肱骨头或向下牵拉肱骨头,可试出肩前方不稳、后方不稳或下方不稳。

7.肘三角

正常的肘关节在完全伸直时,肱骨外上髁、内上髁和尺骨鹰嘴在一条直线上。肘关节屈曲90°时,三个骨突形成一个等腰三角形,称为肘三角。肘关节脱位时,此三角点关系改变。用于肘关节脱位的检查,和肘关节脱位与肱骨髁上骨折的鉴别。

8.腕伸肌紧张试验

患者肘关节伸直,前臂旋前位,做腕关节的被动屈曲,引起肱骨外上髁处疼痛者为阳性征,见于肱骨外上髁炎。

9.握拳尺偏试验(Finkelstein征)

患者拇指屈曲握拳,将拇指握于掌心内,然后使腕关节被动尺偏,引起桡骨茎突处明显疼痛为阳性征,见于桡骨茎突狭窄性腱鞘炎。

10.腕三角软骨挤压试验

腕关节位于中立位,然后使腕关节被动向尺侧偏斜并纵向挤压,若出现下尺桡关节疼痛为阳性征,见于腕三角软骨损伤、尺骨茎突骨折。

11.屈腕试验

医师手握患者腕部,拇指按压在腕横纹处,同时嘱患腕屈曲,若患手麻痛加重,并放射到中指和示指,即为阳性,表示患腕管综合征。

(三)常见的腰部骨关节检查

1.直腿抬高试验

患者仰卧位,两下肢伸直靠拢,检查者用一手握患者踝部,一手扶膝保持下肢伸直,逐渐抬高患者下肢,正常者可以抬高70°~90°而无任何不适感觉;若小于以上角度即感该下肢有传导性疼痛或麻木者为阳性,多见于坐骨神经痛和腰椎间盘突出症患者。

2.直腿抬高加强试验(足背屈试验)

若将患者下肢直腿抬高到开始产生疼痛的高度,检查者用一手固定此下肢保持膝伸直,另一手背伸患者踝关节,放射痛加重者为直腿抬高踝背伸试验(亦称"加强试验")阳性。该试验用以鉴别是神经受压还是下肢肌肉等原因引起的抬腿疼痛。

3.股神经牵拉试验

对高位腰椎间盘突出有意义。患者俯卧,患侧膝关节屈曲,上提小腿,使髋关节处于过伸位,出现大腿前方痛即为阳性。在$L_{2\sim3}$和$L_{3\sim4}$椎间盘突出为阳性,而 L$_{4\sim5}$、L$_5$S$_1$ 此试验为阴性。

4.拾物试验

让小儿站立,嘱其拾起地上物品。正常小儿可以两膝微屈,弯腰拾物;若腰部有病变,可见屈髋屈膝,腰部挺直、一手扶膝下蹲,一手拾地上的物品,此为该试验阳性,常用于检查儿童脊柱前屈功能有无障碍。

5.俯卧背伸试验

患儿俯卧,双下肢并拢,医师双手提起双足,使腰部过伸,正常者,脊柱呈弧形后伸状态。如有病变则大腿和骨盆与腹壁同时离开床面,脊柱呈强直状态。

6.Schober 试验

令患者直立,在背部正中线髂嵴水平做一标记为零,向下 5 cm 做标记,向上 10 cm 再做另一标记,然后令患者弯腰(双膝保持直立)测量两个标记间距离,若增加少于 4 cm 即为阳性。阳性说明腰椎活动度降低,见于强直性脊柱炎中晚期。

7.骶髂关节扭转试验(Gaenslen 征)

患者仰卧,患者双手抱住健侧髋、膝,使之屈曲,患侧大腿垂于床沿外,检查者一手按住健膝,一手压患膝,使大腿后伸扭转骶髂关节,骶髂关节痛者为阳性。

8.骨盆分离或挤压试验

患者仰卧,检查者双手将两侧髂嵴用力向外下方挤压,称骨盆分离试验。反之,双手将两髂骨翼向中心相对挤压,称为骨盆挤压试验。能诱发疼痛者为阳性,提示骨盆环骨折。

(四)常见的髋部骨关节检查

1.髋关节屈曲挛缩试验(Thomas 征)

患者仰卧,将健侧髋膝关节尽量屈曲,大腿贴近腹壁,使腰部接触床面,以消除腰前凸增加的代偿作用。再让其伸直患侧下肢,若患肢随之跷起而不能伸直平放于床面,即为阳性征。说明该髋关节有屈曲挛缩畸形,并记录其屈曲畸形角度。

2.髋关节过伸试验

髋关节过伸试验又称腰大肌挛缩试验。患者俯卧位,患侧膝关节屈曲 90°,医师一手握其踝部将下肢提起,使髋关节过伸。若骨盆亦随之抬起,即为阳性征。说明髋关节不能过伸。腰大肌脓肿及早期髋关节结核可有此体征。

3.单腿独立试验(Trendelenburg 征)

此试验是检查髋关节承重功能。先让患者健侧下肢单腿独立,患侧腿抬起,患侧臀皱襞(骨盆)上升为阴性。再让患侧下肢单腿独立,健侧腿抬高,则可见健侧臀皱襞(骨盆)下降,为阳性征。表明持重侧的髋关节不稳或臀中、小肌无力。任何使臀中肌无力的疾病均可出现阳性征。

4.下肢短缩试验(Allis 征)

患者仰卧,双侧髋、膝关节屈曲,足跟平放于床面上,正常两侧膝顶点等高、若一侧较另一侧低即为阳性征。表明股骨或胫腓骨短缩或髋关节脱位。

5.望远镜试验

望远镜试验又称套叠征。患者仰卧位,医师一手固定骨盆,另一手握患侧腘窝部,使髋关节稍屈曲,将大腿纵向上下推拉,若患肢有上下移动感即为阳性征。表明髋关节不稳或有脱位,常用于小儿髋关节先天性脱位的检查。

6.蛙式试验

患儿仰卧,将双侧髋膝关节屈曲 90°位,再做双髋外展外旋动作,呈蛙式位。若一侧或双侧大腿不能平落于床面,即为阳性征,表明髋关节外展受限。用于小儿先天性髋脱位的检查。

(五)常见的膝部骨关节检查

1.浮髌试验

患肢伸直,医师一手虎口对着髌骨上方,手掌压在髌上囊,使液体流入关节腔,另一手示指以垂直方向按压髌骨,若感觉髌骨浮动,并有撞击股骨髁部的感觉,即为阳性征,表明关节内有积液。

2.抽屉试验

抽屉试验又称推拉试验。患者仰卧,屈膝 90°,足平放于床上,医师坐于患肢足前方,双手握住小腿做前后推拉动作。向前活动度增大表明前交叉韧带损伤,向后活动度增大表明后交叉韧带损伤,可做两侧对比检查。

3.挺髌试验

患侧下肢伸直,医师用拇、示指将髌骨向远端推压,嘱患者用力收缩股四头肌,若引起髌骨部疼痛为阳性征。常见于髌骨软骨软化症。

4.回旋挤压试验(McMurray-Fouche 试验)

患者仰卧,患腿屈曲,医师一手按在膝上部,另一手握住踝部,使膝关节极度屈曲,然后做小腿外展、内旋,同时伸直膝关节,若有弹响和疼痛为阳性征,表明外侧半月板损伤。反之,做小腿内收、外旋同时伸直膝关节出现弹响和疼痛,表明内侧半月板损伤。

5.研磨提拉试验(Apley 征)

患者仰卧,膝关节屈曲 90°,医师用小腿压在患者大腿下端后侧做固定,在双手握住足跟沿小腿纵轴方向施加压力的同时做小腿的外展外旋或内收内旋活动,若有疼痛或有弹响,即为阳性征,表明外侧或内侧的半月板损伤;提起小腿做外展外旋或内收内旋活动而引起疼痛,表示外侧副韧带或内侧副韧带损伤。

6.侧卧屈伸试验

侧卧屈伸试验又称重力试验。患者侧卧,被检查肢体在上、医师托住患者的大腿,让其膝关节做伸屈活动,若出现弹响,表明内侧半月板损伤;若膝关节外侧疼痛表示外侧副韧带损伤。同样的方法,被检查的肢体在下做伸屈活动,出现弹响为外侧半月板损伤,出现膝关节内侧疼痛为内侧副韧带损伤。

7.侧副韧带损伤试验

侧副韧带损伤试验又称为膝关节分离试验、侧位运动试验。患者伸膝,并固定大腿,检查者用一只手握踝部,另一手扶膝部,做侧位运动检查内侧或外侧副韧带,若有损伤,检查牵扯韧带时,可以引起疼痛或异常活动。

8.髌骨研磨试验

挤压髌骨,或者上下左右滑动髌骨时有粗糙感和摩擦音,并伴有疼痛不适,或者一手尽量地将髌骨推向一侧,另一手直接按压髌骨,若髌骨后出现疼痛,均为阳性。用于检查髌骨软化症。

9.膝过伸试验

患者仰卧,膝关节伸直平放。医师一手握伤肢踝部,另一手按压膝部,使膝关节过伸,髌下脂肪垫处有疼痛,即为阳性。检查髌下脂肪垫损伤。

10.髌腱松弛压痛试验

患者仰卧,膝伸直。医师一手拇指放在内膝眼或外膝眼处,另一手掌根放在前一拇指指背上,放松股四头肌(髌腱松弛),逐渐用力向下压拇指,压处有明显疼痛感。再令患者收缩股四头肌,重复以上动作,且压力相等,若出现疼痛减轻者为阳性。检查髌下脂肪垫损伤。

第二节 神经功能检查

神经功能检查作为骨科体格检查的重要部分,对骨科疾病的诊断及治疗有着重要意义,在神经源性疾病和肌源性病变的诊断,以及对神经病变的定位等方面也具有重要价值。神经功能检查主要从感觉检查、运动系统检查、反射检查,以及自主神经检查等几个方面进行。

一、感觉检查

人体皮肤感觉由脊髓发出神经纤维支配,呈阶段性分布。检查时应该在安静温暖的条件下进行,并在检查前向被检查者说明检查目的及检查方法,取得配合。感觉检查主要包括浅感觉(触觉、痛觉及温度觉)、深感觉及复合感觉。

(一)浅感觉

浅感觉包括皮肤、黏膜的触觉、痛觉及温度觉。

1.触觉

用棉絮轻触皮肤或黏膜,自躯干到四肢上端逐次向下,询问有否感觉及敏感程度有无区别,对异常区域做出标记。

2.痛觉

用锐针针刺皮肤,询问有无痛感及疼痛程度,要求用力适当。检查时应自上而下,从一侧至另一侧,从无痛觉区域移向正常区域,不应遗留空白。检查完毕后记录检查结果。

3.温度觉

分别用盛有冷(5~10 ℃)、热(40~45 ℃)水的试管轻触皮肤,询问患者感觉并记录。检查时应注意两侧对称部位的比较。

(二)深感觉

关节觉:轻轻掰动患者的手指或足趾,做被动伸、屈动作,询问是否觉察及其移动方向;或让患者闭目,然后将其肢体放在某位置上,询问是否明确肢体所处位置。

(三)复合感觉

复合感觉包括皮肤定位觉、两点分辨觉、实体辨别觉及体表图形觉等,是大脑综合、分析、判断的结果,也称为皮质感觉。

二、运动系统检查

运动系统检查主要包括肌容量、肌张力、肌力及共济运动检查等。

(一)肌容积

观察肌肉有无萎缩及肥大,测量肢体周径,判断肌肉营养情况。

(二)肌张力

肌张力指静息状态下肌肉紧张度。检查方法:嘱被检查者肌肉放松,用手触摸肌肉硬度,并测定其被动运动时的阻力及关节运动幅度。还可叩击肌腱听声音,声音高者肌张力高,声音低者肌张力低。检查结果意义如下。

1.肌张力增加

触摸肌肉时有坚实感,被动检查时阻力增加。可表现为以下几方面。

(1)痉挛性:在被动运动开始时阻力增大,终末时突感减弱,即折刀现象,见于锥体束损害者。

(2)强直性:指一组拮抗肌的张力增加,做被动运动时,伸肌和屈肌肌力同等增加,即铅管样强直,见于锥体外系损害者。如在强直性肌张力增加的基础上又伴有震颤,做被动运动时可出现齿轮顿挫样感觉,故称为齿轮样强直。

2.肌张力减弱

触诊肌肉松软,被动运动时肌张力减低,可表现为关节过伸,见于周围神经、脊髓灰质前角病变。

(三)肌力

肌力即肌肉主动收缩的力量。肌力评级标准见肌力测量的内容。

(四)共济运动检查

当脊髓后索、小脑等器官发生病变时可出现共济失调。常用检查方法包括指鼻试验、快速轮替试验、跟膝胫试验和 Romberg 征。

三、常用反射检查

反射检查比较客观,但仍须患者合作,肢体放松,保持对称和适当位置。叩诊锤叩击力量要均匀适当。检查时可用与患者谈话或嘱患者阅读,咳嗽或两手勾住用力牵拉等方法,使其精神放松,以利于反射的引出。

(一)腱反射

刺激肌腱、骨膜引起的肌肉收缩反应,因反射弧通过深感觉感受器,又称深反射或本体反射。腱反射的活跃程度以"＋"号表示,正常为(＋＋),减低为(＋),消失为(0),活跃为(＋＋＋),亢进或出现阵挛为(＋＋＋＋)。

1.肱二头肌肌腱反射($C_{5\sim6}$,肌皮神经)

前臂半屈,叩击置于肱二头肌肌腱上的拇指,引起前臂屈曲,同时感到肱二头肌肌腱收缩。

2.肱三头肌肌腱反射($C_{6\sim7}$,桡神经)

前臂半屈并旋前,托住肘部,叩击鹰嘴突上方肱三头肌肌腱,引起前臂伸展。

3.桡骨膜反射($C_{5\sim8}$,桡神经)

前臂半屈,叩击桡骨茎突,引起前臂屈曲、旋前和手指屈曲。

4.膝腱反射($L_{2\sim4}$,股神经)

坐位,两小腿自然悬垂或足着地;或仰卧,膝稍屈,以手托腘窝,叩击髌骨下缘股四头肌肌腱,引起小腿伸直。

5.跟腱反射($S_{1\sim2}$,胫神经)

仰卧,膝半屈,两腿分开,以手轻掰足使其稍背屈,叩击跟腱引起跖屈。

6.阵挛

当深反射高度亢进时,如突然牵拉引出该反射的肌腱不放松,使之持续紧张,则出现该牵拉部位的持续性、节律性收缩,称阵挛,主要见于上运动神经元性瘫痪。①踝阵挛:仰卧、托腘窝使膝髋稍屈,另手握足底突然背屈并不再松手,引起足踝节律性伸屈不止;②髌阵挛:仰卧,下肢伸直,以拇、示指置髌骨上缘,突然用力向下推并不再松手,引起髌骨节律性上下运动不止。

7.腱反射检查的临床意义

(1)减退、消失:提示反射弧受损或中断,亦见于神经肌肉接头或肌肉本身疾病,如重症肌无力,周期性瘫痪等。麻醉、昏迷、熟睡、脊髓休克期、颅压增高,尤其后颅窝肿瘤,深反射也降低或消失。

(2)亢进:多见于锥体束病变,昏迷或麻醉早期也可出现,是对脊髓反射弧的抑制解除所致;亦见于手足搐搦、破伤风等肌肉兴奋性增高时。癔症或其他神经症深反射也常亢进。

(3)正常人深反射也可亢进,老年人跟腱反射可消失,故反射的不对称比增强或消失则更有意义。

(二)浅反射

浅反射为刺激皮肤、黏膜引起的肌肉收缩反应。

1.腹壁反射（肋间神经，上：$T_{7、8}$；中：$T_{9、10}$；下：$T_{11、12}$）

仰卧，以棉签或叩诊锤柄自外向内轻划上、中、下腹壁皮肤，引起同侧腹壁肌肉收缩。

2.提睾反射（生殖股神经，$L_{1、2}$）

以叩诊锤柄由上向下轻划股上部内侧皮肤，引起同侧睾丸上提。

3.浅反射检查的临床意义

（1）减退、消失：见于反射弧中断时。但腹壁和提睾反射减退或消失，亦可见于锥体束损害，因其除脊髓反射弧外，尚有皮质通路。此外，深睡、麻醉、昏迷、新生儿等，腹壁反射也常消失。

（2）亢进：震颤麻痹综合征或其他锥体外系疾病时，偶见浅反射尤其腹壁反射中度亢进，为损伤中脑抑制浅反射的中枢所致。精神紧张和神经官能症时，腹壁反射也可有不同程度的亢进。

（三）病理反射

当上运动神经元受损后，被锥体束抑制的屈曲性防御反射变得易化或被释放，称为病理反射。严重时，各种刺激均可加以引出，甚至出现所谓的"自发性"病理反射。

1.Babinski 征

用叩诊锤柄端等物由后向前划足底外缘直到踇趾基部，阳性者踇趾背屈，余各趾呈扇形分开，膝、髋关节屈曲。刺激过重或足底感觉过敏时亦可出现肢体回缩的假阳性反应。此征也可用下列方法引出。①Oppenheim 征：以拇、示指沿胫骨自上向下划；②Chaddock 征：由后向前划足背外侧缘；③Gordon 征：用力挤压腓肠肌。

2.Hoffmann 征

Hoffmann 征为上肢的病理反射。检查时左手握患者手腕，右手示、中指夹住患者中指，将腕稍背屈，各指半屈放松，以拇指急速轻弹中指指甲，引起拇指及其余各指屈曲者为阳性。此征可见于 $10\%\sim20\%$ 的正常人，故对一侧阳性者始有意义。

（四）脑膜刺激征

脑膜刺激征为脑脊膜和神经根受刺激性损害时，因有关肌群反射性痉挛而产生的体征。

1.颈强直

颈前屈时有抵抗，头仍可后仰或旋转。

2.Kernig 征

仰卧,屈曲膝、髋关节呈直角,再伸小腿,因屈肌痉挛使伸膝受限,<130°并有疼痛及阻力者为阳性。

3.Brudzinski 征

(1)颈征:仰卧,屈颈时引起双下肢屈曲者为阳性。

(2)下肢征:仰卧,伸直抬起一侧下肢时,对侧下肢屈曲为阳性。

脑膜刺激征主要见于脑膜炎、蛛网膜下腔出血、颅内压增高和脑膜转移瘤等。颈征亦可见于后颅凹、环枕部或高颈段肿瘤。

四、常用自主神经检查

(一)皮肤颜色和温度

观察肤色,触摸其温度,注意有无水肿,以了解血管功能。血管功能的刺激症状为血管收缩,皮肤发白、发凉;毁坏症状为血管扩张,皮肤发红、发热,之后因血流受阻而发绀、发凉,并可有水肿。

(二)皮肤划痕试验

用骨针在皮肤上稍稍用力划过,血管受刺激数秒后收缩,出现白色条纹,继以血管扩张变为稍宽之红色条纹,持续 10 余分钟,为正常反应。若红条纹宽达数厘米且持续时间较长至呈现白色隆起(皮肤划痕征),则表明有皮肤血管功能失调。交感神经损害时,其支配体表区内少汗或无汗;刺激性病变则多汗。

(三)毛发指甲营养状况

注意皮肤质地是否正常,有无粗糙、发亮、变薄、增厚、脱落溃疡或压疮等;毛发有无稀少,脱落;指甲有无起纹、枯脆、裂痕等。周围神经、脊髓侧角和脊髓横贯性病变损害自主神经通路时,均可产生皮肤、毛发、指甲的营养失调。

(四)膀胱和直肠功能

了解排尿有无费力、急迫和尿意,有无尿潴留和残留尿以及每次排尿的尿量。了解有无大便失禁或便秘。

第三节 神经电生理检查

神经电生理检查是近 50 年发展起来的诊断技术,它将神经肌肉兴奋时发生的生物电变化引导出来,加以放大和记录,根据电位变化的波形、振幅、传导速度等数据,分析判断神经、肌肉系统处于何种状态。电生理检测在神经源性疾病和肌源性病变的鉴别诊断方面,以及对神经病变的定位、损害程度和再生预后判断等方面具有重要价值。神经肌肉电生理检查的内容和方法很多,目前临床上常用的有肌电图、神经传导速度及体感诱发电位等。

一、肌电图

肌电图是将针电极插入肌肉记录电位变化的一种电生理检查。通过观察肌肉的电活动了解下运动神经元,即脊髓前角细胞、周围神经(根、丛、干、支)、神经肌肉接头和肌肉本身的功能状态。肌肉放松时,针电极所记录到的电位为自发电位。插入或移动针极时所记录到的电位为插入电位。当肌肉随意收缩时所记录到的电位为运动单位电位(图 1-1)。运动单位是由一个运动神经元与所支配的全部肌纤维共同组成的,是肌肉随意收缩时的最小功能单位。正常肌肉放松时检测不到电活动,但在随意收缩时就会出现运动单位电位。在运动单位受累时,静息的肌肉可出现多种电活动,运动单位电位可出现异常波形和电活动模式,可根据这些肌电图的表现推测病变的性质、部位、程度。但肌电图检查作为临床辅助检查,应将肌电图结果和神经传导速度,以及病史和其他检查结果结合起来共同分析。

肌电图的临床意义主要包括:①确定有无神经损伤及损伤的程度;②有助于鉴别神经源性或肌源性损害;③有助于观察神经再生情况。

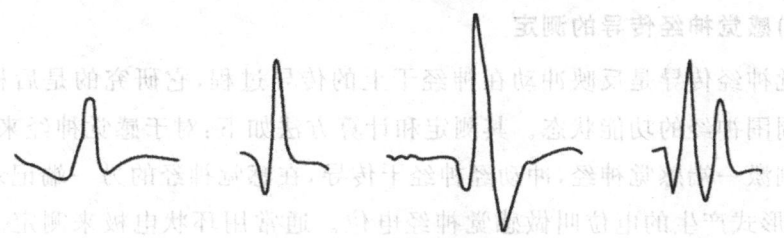

图 1-1　正常运动电位

二、神经传导功能测定

神经传导的测定是一种客观的定量检查。神经受电刺激后能产生兴奋性及传导性,而这种传导具有一定的方向性,运动神经纤维将兴奋冲动传向远端肌肉,即离心传导;感觉神经纤维将冲动传向中枢,即向心传导。利用此特征可应用脉冲电流刺激运动或感觉神经,来测定神经传导速度,判定神经传导功能,借以协助诊断周围神经病变的存在及发生部位(图1-2)。

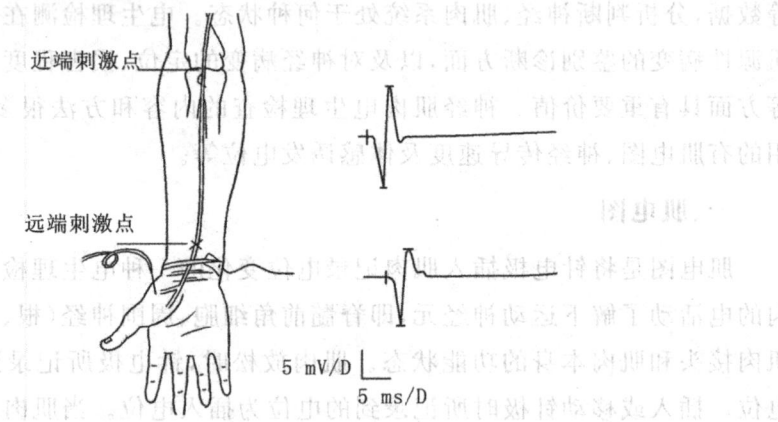

近端刺激点

远端刺激点

5 mV/D
5 ms/D

图1-2 正中神经运动传导速度测定示意图

(一)运动神经传导的测定

运动神经传导研究的是运动单位的功能和整合性。通过对运动传导的研究可以评估运动神经轴索、神经和肌肉接头以及肌肉的功能状态,并为进一步作针电极肌电图检查提供准确的信息。其测定和计算方法是通过对神经干上远、近两点超强刺激后,在该神经所支配的远端肌肉上可以记录到诱发出的混合肌肉动作电位,又通过对此动作电位波幅、潜伏时和时限分析,来判断运动神经的传导功能。

(二)感觉神经传导的测定

感觉神经传导是反映冲动在神经干上的传导过程,它研究的是后根神经节和其后周围神经的功能状态。其测定和计算方法如下:对于感觉神经来说,电位是通过刺激一端感觉神经,冲动经神经干传导,在感觉神经的另一端记录这种冲动,此种形式产生的电位叫做感觉神经电位。通常用环状电极来测定。同运动神经传导速度不同,由于没有神经肌肉接头的影响,因此感觉神经传导速度可以直接由刺激点到记录点之间的距离和潜伏时来计算。

三、躯体感觉诱发电位与运动诱发电位

诱发电位指中枢神经系统在感受内在或外部刺激过程中产生的生物电活动。诱发电位的出现与刺激之间有确定的和严格的时间和位相关系,即所谓"锁时"特性,具体表现为有较固定的潜伏时。随着叠加平均技术和电子计算机的应用,使幅度很小的诱发电位在头皮外记录成为可能。临床上常用的诱发电位有躯体感觉诱发电位、脑干听觉诱发电位和视觉诱发电位、运动诱发电位。各种诱发电位都有特定的神经解剖传输通路,并有一定的反应形式。

(一)躯体感觉诱发电位

躯体感觉诱发电位也称为体感诱发电位(somatosensory evoked potentials,SEP)(图 1-3),临床上最常用的是短潜伏时体感诱发电位,简称 SLSEP。特点是波形稳定、无适应性和不受睡眠和麻醉药的影响。

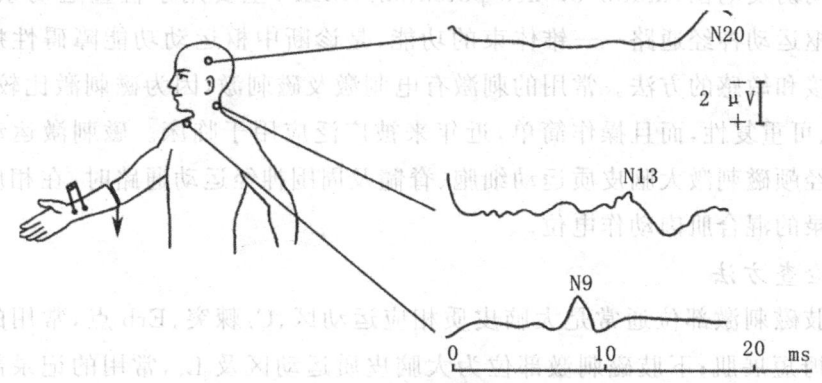

图 1-3 上肢体感诱发电位示意图

1.检查方法

将表面电极置于周围神经干,在感觉传入通路的不同水平及头皮相应的投射部位记录其诱发电反应。常用的刺激部位是上肢正中神经及下肢的胫后神经等。上肢记录部位是 Erb 点、C_7 踇趾及头部相应的感觉区;下肢的记录部位是腘窝点、T_{12} 及头部相应的感觉区。刺激量以踇趾或小趾肌初见收缩为宜,通常为感觉阈值的 3～4 倍,刺激频率 1～5 Hz,叠加次数 50～200 次,直至波形稳定光滑为止。每侧测定 2 次,观察重复性及可信性。波形命名为极性+潜伏时(波峰向下为 P,向上为 N)。

2.SLSEP 的临床应用

(1)周围神经病:①臂丛神经损伤的鉴别诊断,协助判断损伤部位是在节前

或节后；②协助颈或腰骶神经根病的诊断；③间接测算病损周围神经的感觉传导速度。

（2）脊髓病变：对脊髓外伤有辅助诊断意义，可判断损伤程度、范围和预后。

（3）脑干、丘脑和大脑半球病变：取决于病损部位及是否累及 SLSEP 通路。

（4）中枢脱髓鞘病（MS）：SLSEP 的异常率为 71.7%，下肢体感通路异常率较上肢的高。

（5）昏迷预后的评估及脑死亡诊断。

（6）脊柱和脊髓部位手术中监护、颅后窝手术监护。

（二）运动诱发电位

运动诱发电位（motor evoked potentials，MEP）主要用于检查运动系统，特别是中枢运动神经通路——锥体束的功能，是诊断中枢运动功能障碍性疾病的一种直接和敏感的方法。常用的刺激有电刺激及磁刺激，因为磁刺激比较安全、无疼痛、可重复性，而且操作简单，近年来被广泛应用于临床。磁刺激运动诱发电位是经颅磁刺激大脑皮质运动细胞、脊髓及周围神经运动通路时，在相应的肌肉上记录的混合肌肉动作电位。

1.检查方法

上肢磁刺激部位通常是大脑皮质相应运动区、C_7 棘突、Erb 点，常用的记录部位为拇短展肌；下肢磁刺激部位为大脑皮质运动区及 L_4，常用的记录部位为胫前肌。采用磁刺激器为圆形刺激线圈，外径 14 cm，中心磁场 2.5 T。皮质刺激强度为最大输出的 80%～90%，神经根刺激强度为 70%～80%。一般在肌肉放松状态下记录，靶肌轻微随意收缩可促使电位易化，有刺激阈值降低的表现，电位波幅增大，潜伏时缩短。某些患者松弛状态下引不出电位，可采用随意收缩激发出电位来检查。对癫痫及脑出血患者应慎用磁刺激。

2.MEP 的临床应用

利用 MEP 主要是测量近端段神经传导，特别是测量锥体束的传导功能，所以临床常用于：①脑损伤后运动功能的评估及预后的判断；②协助诊断多发性硬化及运动神经元病；③可客观评价脊髓型颈椎病的运动功能和锥体束损害程度。

第四节　肢体与肌力测量

测量肢体的角度、长度及周径的方法称为量诊。肢体测量是骨科临床检查法中的重要内容,其目的是了解人体各部位的尺寸或角度,以便对人体的结构规律、病理变化进行数量上的分析。肌力是指肌肉收缩时产生的最大力量。肌力测试是肌肉功能评定的重要方法,尤其是对肌肉骨骼系统病损,以及周围神经病损患者的功能评定十分重要。同时,肌力测试也可作为评定康复治疗疗效的重要指标之一。

一、肢体的测量

(一)长度测量

主要为尺测法(用皮尺,禁用钢尺)。测量时,应将肢体放在对称位置,定点要正确,以骨性标志为基点,肢体挛缩畸形者可分段测量。

1.上肢总长度

肩峰至桡骨茎突点(或中指指尖)的距离,或第 7 颈椎棘突至桡骨茎突点(或中指指尖)的距离。①上臂长度:肩峰至肱骨外上髁的距离;②前臂长度:尺骨鹰嘴至尺骨茎突之间的距离,或肱骨外上髁至桡骨茎突(或中指指尖)之间的距离。

2.下肢长度

髂前上棘至内踝尖的距离。当骨盆骨折或髋部病变时,测量相对长度,即脐到内踝尖的距离。①大腿长度:髂前上棘至膝关节内外侧间隙为大腿的间接长度,股骨大粗隆至膝关节外侧间隙的距离为大腿的直接长度;②小腿长度:膝关节内缘至内踝尖的距离。

(二)周径测量

两侧肢体取相应的同一水平测量,测量肢体肿胀最严重处,并与健肢相应部位的测量结果对比,以判断肿胀程度;测量肢体萎缩时取肌腹部位,大腿可在髌骨上缘 10～15 cm 处测量,小腿在最粗处测量。

(三)关节活动范围测量法

关节活动范围的测量通常采用不同式样的关节测角器,最简单的一种关节测角器是由两根直尺组成,即双臂式刻度尺(0°～180°)。测量时,刻度尺轴心须与关节活动轴心一致,两臂与关节两端肢体长轴平行。肢体活动时,轴心及两臂不得偏移(图 1-4)。

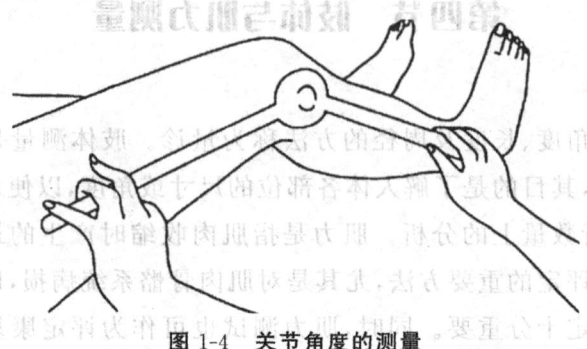

图 1-4　关节角度的测量

二、肌力测量

肌力测量主要是通过在关节主动运动时施加阻力与所测肌肉对抗,测量相应肌肉的肌力,并进行双侧对比。

肌力评级标准中肌力分为 6 级:0 级为完全瘫痪,5 级为正常。

(1)0 级:肌肉完全麻痹,触诊肌肉完全无收缩力(完全瘫痪,不能做任何自由运动)。

(2)1 级:肌肉有主动收缩力,但不能带动关节活动(可见肌肉轻微收缩)。

(3)2 级:可以带动关节水平活动,但不能对抗地心引力(肢体能在床上平行移动)。

(4)3 级:能对抗地心引力做主动关节活动,但不能对抗阻力肢体可以克服地心吸收力(肢体能抬离床面)。

(5)4 级:能对抗较大的阻力,但比正常者弱(肢体能做对抗外界阻力的运动)。

(6)5 级:正常肌力(肌力正常,运动自如)。

第二章　骨科常用急救技术

第一节　止 血 术

出血一般分为内出血与外出血两大类。前者是指血液自血管内流出至体内组织间隙或体腔；后者指血液流向体外。临床上止血有多种方式，现场止血术则是针对外出血而利用简易物品、器械和手法技巧等，给予紧急处置的基本技术。其重要之处在于尽快达到止血目的以保障生命体征稳定。

一、出血部位判断

(一)头面部

头面部因其血供丰富，因此较小的伤口亦会引起大量出血，并且往往是外观表象比实际病况要严重得多。

(二)颈部

颈部伤口导致的出血，视其伤口具体位置及深度不同而各异。但因颈部有血管、神经和气管等通过，因此，在选择止血方法上应慎重。

(三)胸腹部

胸腹部伤口出血一般不多，但所有胸腹伤口均应高度警惕有无内腔脏器损伤出血。因此，胸腹部伤口常是外观表象比实际病况要轻很多。

(四)四肢

四肢伤口出血视其损伤类型不同而表现各异。但因其解剖结构特点，出血表现比较明显，处理亦相对容易。

二、出血性质判断

（一）动脉出血

血液为鲜红色，可见随心跳节律呈搏动性喷射而出，出血速度快，出血量大，应立即处理。

（二）静脉出血

血液为暗红色，呈持续性涌出，出血速度不快，但出血量较多，也应及时处理。

（三）毛细血管出血

血色较红，呈匀速渗血，出血速度缓慢，出血量少，是现场最常见的出血现象，通常不危及生命。

三、对生命体征影响的判断

血液总量占人体重量的8％。当失血量为10％～15％时，人体通过自身调节功能可以代偿；当失血量为15％～30％时，人体会因为失代偿而出现休克症状；当失血量＞30％时，则会危及生命。正确判断失血对人体的影响程度，及时采取治疗措施，将会极大提高大出血抢救成功率。

四、创伤出血急救原则

积极有效地控制出血，保存有效的血容量，防止休克，挽救生命。

（1）救援人员双手必须洗干净。

（2）将出血部位抬高，尤其是四肢出血。

（3）伤口血液凝块不要轻易除去。

（4）彻底洗净伤口，除去异物，覆盖伤口，包扎固定，防感染。

（5）预防休克。

（6）对于内出血伤员不可多动，以免更多的血管破裂。应该用冷敷，至于严重的内出血伤员应在行急救措施后尽快送往医院救治。

五、常用止血方法

（一）指压法

指压法是用手指、手掌或拳头压迫伤口近心端动脉经过骨骼表面部位，阻断血液流通，达到临时止血的目的。适用于中等或较大动脉出血，以及较大范围静脉和毛细血管出血。指压法止血属于应急措施，因动脉有侧支循环，故效果有限。应及时根据现场情况改用其他止血方法。实施指压法止血,应正确掌握四肢等处的血管行径和体表标志。

1.头顶部出血

压迫同侧耳屏前方颧弓根部搏动点(颞浅动脉),将动脉压向颞骨(图 2-1)。

2.颜面部出血

压迫同侧下颌骨下缘、咬肌前缘搏动点(面动脉),将动脉压向下颌骨(图 2-1)。

3.头颈部出血

用拇指或其他四指压迫同侧气管外侧与胸锁乳突肌前缘中点之间强搏动点(颈总动脉),用力压向第 5 颈椎横突处。压迫颈总动脉止血应慎重,绝对禁止同时压迫双侧颈总动脉,以免引起脑缺氧(图 2-1)。

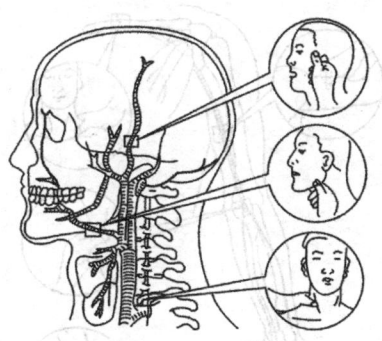

图 2-1　头颈部出血常用指压部位

4.头后部出血

压迫同侧耳后乳突下稍后方搏动点(枕动脉),将动脉压向乳突(图 2-2)。

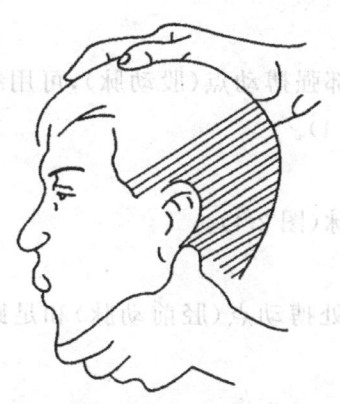

图 2-2　枕动脉指压法

5.肩部、腋部出血

压迫同侧锁骨上窝中部搏动点（锁骨下动脉），将动脉压向第1肋骨（图2-3）。

6.上臂出血

外展上肢90°，在腋窝中点用拇指将腋动脉压向肱骨头（图2-3）。

7.前臂出血

压迫肱二头肌内侧沟中部搏动点（肱动脉），用四指指腹将动脉压向肱骨干（图2-3）。

8.手部出血

压迫手腕横纹稍上处内、外侧搏动点（尺动脉、桡动脉），将动脉分别压向尺骨和桡骨（图2-3）。

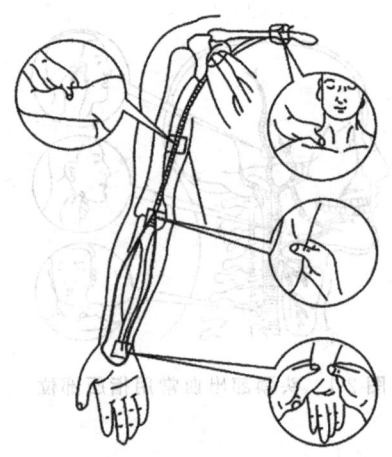

图2-3　枕动脉指压法

9.大腿出血

压迫腹股沟中点稍下部强搏动点（股动脉），可用拳头或双手拇指交叠用力将动脉压向耻骨上支（图2-4）。

10.小腿出血

在腘窝中部压迫腘动脉（图2-4）。

11.足部出血

压迫足背中部近脚腕处搏动点（胫前动脉）和足跟内侧与内踝之间搏动点（胫后动脉）（图2-4）。

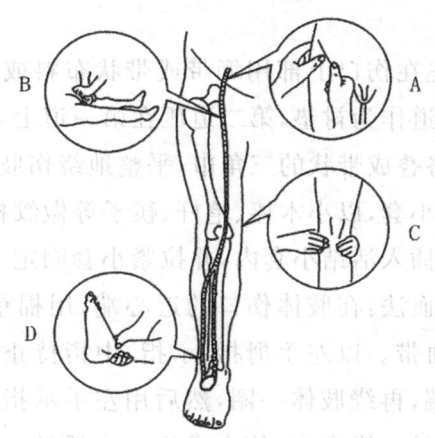

图 2-4　下肢出血常用指压部位

(二)加压包扎法

体表及四肢伤出血,大多可用加压包扎和抬高肢体来达到暂时止血的目的。用急救敷料压迫创口加压包扎即可止血,若效果不满意,可再加敷料用绷带或叠成带状的三角巾加压包扎。包扎时敷料要垫厚、压力要适当、包扎范围要大,同时抬高患肢以避免因静脉回流受阻而增加出血。此方法适用于小动脉和小静脉出血。

(三)填塞止血法

将无菌敷料填入伤口内压紧,外加敷料加压包扎。此方法应用范围较局限,仅在腋窝、肩部、大腿根部出血,用指压法或加压包扎法难以止血时使用,且在清创取出填塞物时有再次大出血的可能,应尽快行手术从而彻底止血。

(四)屈曲肢体加垫止血法

多用于肘或膝关节以下的出血,在无骨关节损伤时可使用。在肘窝或腘窝部放置一绷带卷,然后强屈关节,并用绷带、三角巾扎紧。此法伤员痛苦较大,有可能压迫到神经、血管,且不便于搬动伤员,不宜首选,对疑有骨折或关节损伤的伤员,不可使用。

(五)止血带止血法

适用于四肢较大动脉出血,用加压包扎或其他方法不能有效止血而有生命危险时,可采用此方法。专用的止血带有橡皮止血带、卡式止血带、充气止血带等,以充气止血带的效果较好。在紧急情况下,也可用绷带、三角巾、布条等代替。使用时,要先在止血带下放好衬垫物。常用集中止血带止血法。

1.分类

(1)勒紧止血法:先在伤口上部用绷带或带状布料或三角巾折叠成带状,勒紧伤肢并扎两道,第一道作为衬垫,第二道压在第一道上,适当勒紧止血。

(2)绞紧止血法:将叠成带状的三角巾,平整地绕伤肢一圈,两端向前拉紧打活结,并在一头留出一小套,以小木棒、笔杆、筷子等做绞棒,插在带圈内,提起绞棒绞紧,再将木棒一头插入活结小套内,并拉紧小套固定。

(3)橡皮止血带止血法:在肢体伤口的近心端,用棉垫、纱布或衣服、毛巾等物作为衬垫后再上止血带。以左手拇指、示指、中指持止血带头端,将长的尾端绕肢体一圈后压住头端,再绕肢体一圈,然后用左手示指、中指夹住尾端后将尾端从止血带下拉过,由另一缘牵出,使之成为一个活结。如需放松止血带,只需将尾端拉出即可(图2-5)。

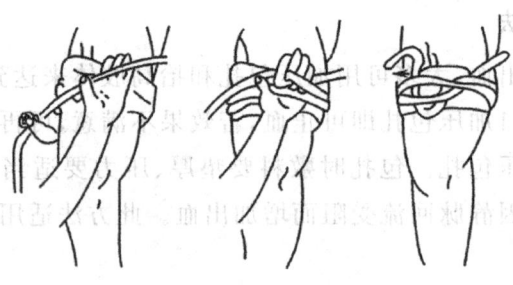

图2-5 橡皮止血带止血法

(4)卡式止血带止血法:将涤纶松紧带绕肢体一圈,然后把插入式自动锁卡插进活动锁紧开关内,一只手按住活动锁紧开关,另一只手紧拉涤纶松紧带,直到不出血为止。放松时用手向后扳放松板,解开时按压开关即可。

(5)充气止血带止血法:充气止血带是根据血压计原理设计,有压力表指示压力大小,压力均匀,效果较好。将袖带绑在伤口近心端,充气后起到止血的作用。

2.注意事项

止血带是止血的应急措施,而且是危险措施,过紧会压迫损害神经或软组织,过松起不到止血作用,反而增加出血,过久(超过5小时)会引起肌肉坏死、厌氧感染,甚至危及生命。只有在必要时,如对加压包扎后不能控制的大、中动脉伤出血,才可暂时使用止血带。使用止血带时应注意以下几点。

(1)部位要准确:应扎在伤口近心端,尽量靠近伤口。

(2)压力要适当:止血带的标准压力,上肢为 33.3～40.0 kPa(250～

300 mmHg),下肢为40.0～66.7 kPa(300～500 mmHg),无压力表时以刚好使远端动脉搏动消失为度。

(3)衬垫要垫平:止血带不能直接扎在皮肤上,应先用棉垫、三角巾、毛巾或衣服等平整地垫好,避免止血带勒紧皮肤。

(4)时间要缩短:为避免肢体长时间缺血发生坏死,使用止血带时间不能超过5小时(冬天时间可适当延长),因为止血带远端缺血、缺氧,有大量组胺类毒素产生,突然松紧止血带,毒素吸收,可发生"止血带休克"或急性肾衰竭。若使用止血带已超过5小时,而肢体确有挽救希望,应先做深筋膜切开术引流,同时观察肌肉血液循环。时间过长且远端肢体已有坏死征象,则应立即行截肢术。

(5)标记要明显:使用止血带的伤员要在手腕或胸前衣服上扎个红色或白色布条作明显标记,注明使用止血带时间,以便后续救援人员继续处理。

(6)定时要放松:使用中应每隔1小时放松一次,放松时为控制出血可用手压迫出血点上部血管,然后适当放松止血带,每次松开2～3分钟,再在稍高的平面扎上止血带,不可在同一平面反复缚扎,并严防止血带松脱。放松止血带时不可过急、过快,防止机体突然血流增加,影响血液重新分布,引起血压下降。

(7)在没有止血带的情况下,可选用较宽而有弹性的替代品,止血带越窄,越容易造成神经和软组织损伤。严禁用绳索、电线或铁丝作止血带使用。

第二节 包 扎 术

包扎是急危重症现场处理的重要措施之一。创伤伤口不但会出血,而且又是细菌侵入人体的门户,如果伤口被细菌污染,就可能引起化脓或并发败血症、气性坏疽、破伤风等,严重影响和损害健康,甚至危及生命。因此,及时正确的包扎,可以达到压迫止血、减少感染、保护伤口、减少疼痛,以及固定敷料等作用。因此,包扎是创伤急救技术必备的重要技术之一。

一、包扎常用材料

常用的包扎材料:三角巾、绷带、纱布、四头带等,但如果事故现场没有足够的包扎材料或材料不足,可利用伤员或急救者的毛巾、围巾、衣裤等布质品。

二、常用包扎方法

(一)三角巾包扎

使用三角巾,注意边要固定,角要抓紧,中心伸展,敷料贴实。在应用时可按需要折叠成不同的形状,运用于不同部位进行包扎。常见部位的各种三角巾包扎法如下。

1.头面部伤包扎

(1)头顶部包扎法:三角巾底边反折,正中放于伤员前额,顶角经头顶垂于枕后,然后将两底角经耳上向后扎紧,压住顶角,在枕部交叉再经耳上绕到前额打结固定。最后将顶角向上反折嵌入底边内(图2-6)。

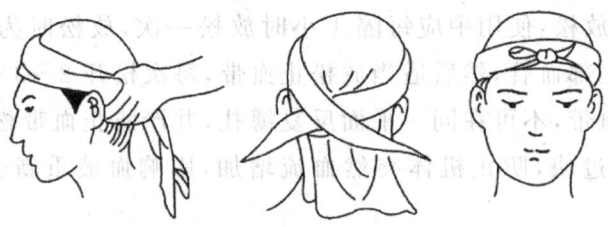

图2-6 三角巾头顶部包扎法

(2)风帽式包扎法:在顶角、底边中点各打一结,将顶角结放在额前,底边结置于枕部,然后将两底边拉紧向外反折后,绕向前面将下颌部包住,最后绕到颈后在枕部打结(图2-7)。

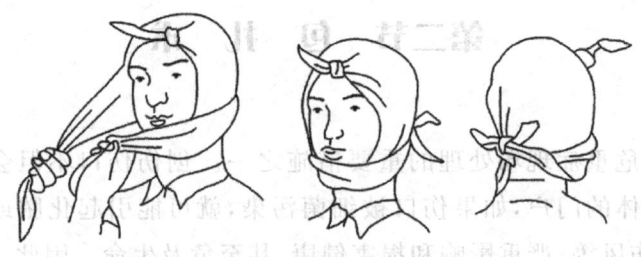

图2-7 风帽式包扎法

(3)面具式包扎法:三角巾顶角打结套在颌下,罩住面部及头部,将底边两端拉紧至枕后交叉,再绕到前额打结。在眼、鼻和口部各剪一小口(图2-8)。

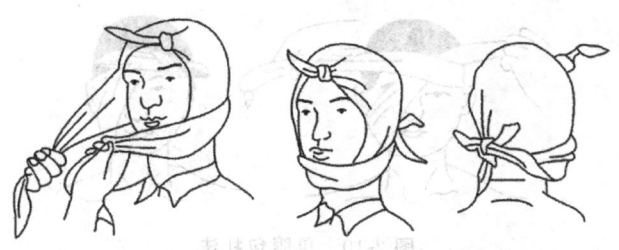

图 2-8　面具式包扎法

（4）额部包扎法：将三角巾折成 3～4 指宽的带状巾，先在伤口上垫敷料，将带状巾中段放在敷料处，然后环绕头部打结。打结位置以不影响睡眠和不压住伤口为宜。

（5）下颌部包扎法：多作为下颌骨骨折的临时固定。三角巾折成 3～4 指宽的带状巾，于 1/3 处放于下颌处，长端经耳前向上拉到头顶部到对侧耳前与短的一端交叉，然后两端均环绕头部后至对侧耳前打结（图 2-9）。

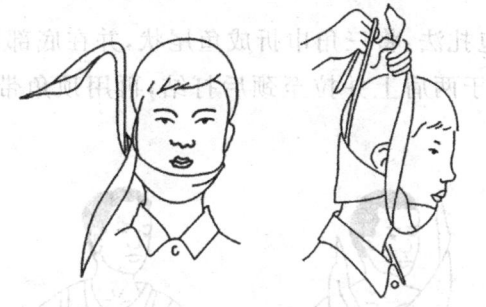

图 2-9　下颌部包扎法

（6）眼部包扎法。①单眼包扎法（图 2-10）：将三角巾叠成 4 指宽的带状巾，斜放在眼部，将下侧较长的一端经枕后绕到额前压住上侧较短的一端后，再环绕头部到健侧颞部，与翻下的另一端打结；②双眼包扎法：将 4 指宽的带状巾中央部先盖在一侧伤眼，下端从耳下绕枕后，经对侧耳上至眉间上方压住上端继续绕头部到对侧耳前，将上端反折斜向下，盖住另一伤眼，再绕耳下与另一端在对侧耳上打结。

2.胸（背）部伤包扎

（1）胸部三角巾包扎法：将三角巾顶角越过伤侧肩部，垂在背部，使三角巾底边中央正位于伤部下侧，将底边两端围绕躯干在背后打结，再用顶角上的小带将顶角与底边连接在一起（图 2-11）。

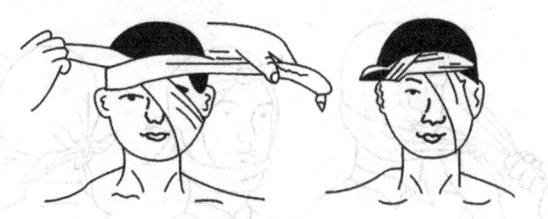

图 2-10　单眼包扎法

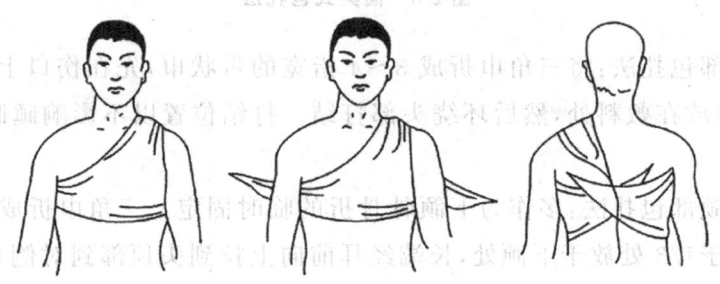

图 2-11　胸部三角巾包扎法

（2）胸部燕尾巾包扎法：将三角巾折成鱼尾状，并在底部反折一道边，横放于胸部，两角向上，分放于两肩上并拉至颈后打结，再用顶角带子绕至对侧腋下打结（图 2-12）。

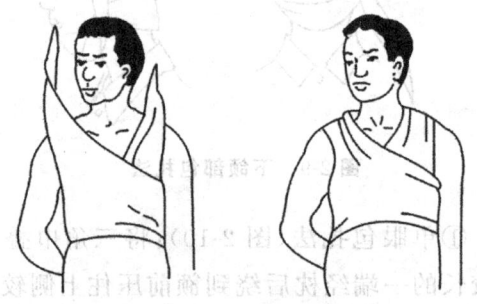

图 2-12　胸部燕尾巾包扎法

（3）腹部及臀部伤包扎。①一般包扎法：将三角巾顶角放在腹股沟下方，取一底角绕大腿一周与顶角打结，然后将另一底角围绕腰部与底边打结。用此法也可包扎臀部创伤。②双侧臀部包扎法：多用两块三角巾连接成蝴蝶巾式包扎，将打结部放在腰骶部，底边各一端在腹部打结后，另一端则由大腿后方绕向前，与其底边打结（图 2-13）。

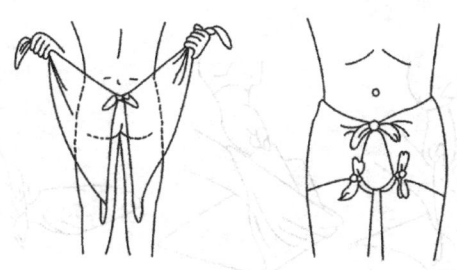

图 2-13　双臀蝴蝶巾包扎法

　　(4)四肢伤包扎。①上肢悬吊包扎法：将三角巾底边一端置于健侧肩部，屈曲伤侧肘 80°左右，将前臂放在三角巾上，然后将三角巾向上反折，使底边另一端到伤侧肩部，在背后与另一端打结，再将三角巾顶角折平用安全针固定（大悬臂带）。也可将三角巾叠成带巾，将伤肢屈肘 80°用带巾悬吊，两端打结于颈后（小悬臂带）。②上肢三角巾包扎法：将三角巾一底角打结后套在伤侧手上，结的余头留长些备用，另一底角沿手臂后侧拉到对侧肩上，顶角包裹伤肢适当固定，前臂屈到胸前，拉紧两底角打结（图 2-14）。③燕尾巾单肩包扎法：将三角巾折成燕尾巾，把夹角朝上放在伤侧肩上，燕尾底边包绕上臂上部打结，两角（向后的一角大于向前的角并压住前角）分别经胸部和背部拉向对侧腋下打结。④燕尾巾双肩包扎法：将三角巾叠成两燕尾角等大的燕尾巾，夹角朝上对准颈部，燕尾披在双肩上，两燕尾角分别经左、右肩拉到腋下与燕尾底角打结。⑤手（足）包扎法：将手（足）放在三角巾上，手指（或脚趾）对准三角巾顶角，将顶角提起反折覆盖全手（足）背部，折叠手（足）两侧的三角巾使之符合手（足）外形，然后将两底角绕腕（踝）部打结（图 2-15）。⑥足与小腿包扎法：把足放在三角巾一端，足趾向着底边，提起顶角和较长的一底角包绕肢体后于膝下打结，再用短的底角包绕足部，于足踝处打结固定（图 2-16）。

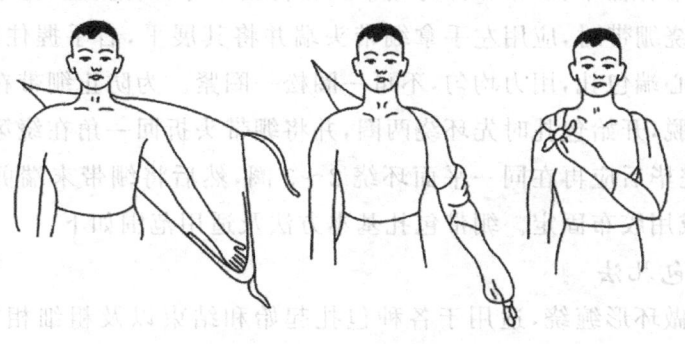

图 2-14　上肢三角巾包扎法

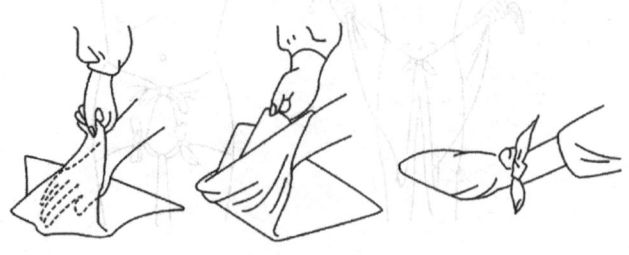

图 2-15 手(足)三角巾包扎法

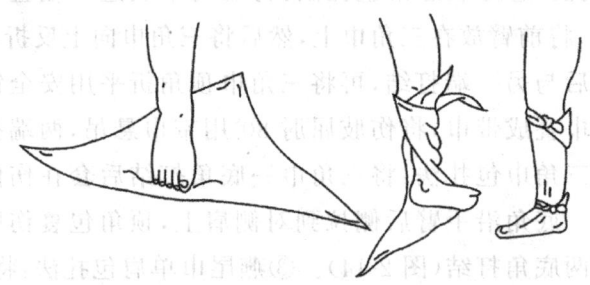

图 2-16 足与小腿包扎法

(二)绷带包扎

绷带包扎是包扎技术的基础。它可随肢体不同部位变换包扎方法,用于制动、固定敷料和夹板、加压止血、促进组织液吸收或防止组织液流失、支撑下肢以促进静脉回流。但绷带用于下肢及腹部伤包扎时,反复缠绕会增加伤员痛苦且费时费力,其效果也不如三角巾。若包扎较松,敷料易于滑脱;胸腹部包扎过紧,会影响伤员呼吸。

常用绷带有棉布、纱布和弹力绷带及石膏绷带等多种类型,宽窄和长度有多种规格。缠绕绷带时,应用左手拿绷带头端并将其展平,右手握住绷带卷,由肢体远端向近心端包扎,用力均匀,不可一圈松一圈紧。为防止绷带在肢体活动时逐渐松动滑脱,开始包扎时先环绕两圈,并将绷带头折回一角在绕第二圈时将其压住,包扎完毕后应再在同一平面环绕2~3圈,然后将绷带末端剪开或撕开成两股打结,或用胶布固定。绷带包扎基本方法及适用范围如下。

1.环形包扎法

将绷带做环形缠绕,适用于各种包扎起始和结束以及粗细相等部位如额、颈、腕及腰部伤的固定。

2.蛇形包扎法

先将绷带以环形法缠绕数圈,然后以绷带宽度为间隔,斜行上缠,各周互不遮盖。适用于夹板固定,或需由一处迅速延伸至另一处时,或做简单固定时。

3.螺旋形包扎法

先环形缠绕数圈,然后稍微倾斜螺旋向上缠绕,每周遮盖上一周 1/3～1/2。适用于直径大小基本相同部位,如上臂、手指、躯干、大腿等。

4.螺旋反折包扎法

每圈缠绕时均将绷带向下反折,并遮盖上一周 1/3～1/2,反折部位应位于相同部位,使之成一直线。适用于直径大小不等的部位,如前臂、小腿等。注意,不可在伤口上或骨隆突处反折。

5."8"字形包扎法

在伤处上下,将绷带自下而上,再自上而下,重复做"8"字形旋转缠绕,每周遮盖上一周1/3～1/2。适用于直径不一致的部位或屈曲关节部位,如肩、髋、膝等。

6.回返式包扎法

先将绷带以环形法缠绕数圈,由助手在后部将绷带固定,反折后绷带由后部经肢体顶端或截肢残端向前,也可由助手在前部将绷带固定,再反折向后,如此反复包扎,每一来回均覆盖前一次 1/3～1/2,直到包住整个伤处顶端,最后将绷带再环绕数圈把反折处压住固定。此法多用于包扎没有顶端的部位,如指端、头部或截肢残端。

三、包扎的注意事项

(1)包扎伤口前,先充分暴露伤口,判断出血性质,简单清创并覆盖灭菌敷料或干净纱布,然后选取适当包扎方法,尽量避免伤口接触污物,不准用水冲洗伤口(化学伤除外),不准随意在伤口或伤口内敷撒任何药粉,不准轻易取出伤口内异物,不准把脱出体腔的内脏送回,以免加重感染。

(2)四肢开放性骨折,外露部分不要强行回纳,而应原位加敷料覆盖后包扎,并做临时固定。

(3)包扎要牢靠,松紧适宜,否则会影响局部血液循环或容易使敷料脱落、移动。

(4)包扎时伤员位置要保持舒适,皮肤皱褶处与骨隆突处要用棉垫或纱布作衬垫,需要抬高肢体时,应给予适当的扶托物,包扎的肢体必须保持功能位置。

（5）包扎方向为自下而上、由左向右、从近心端向远心端，以帮助静脉血液回流。包扎四肢时，应将指（趾）端外露，以便观察血液循环。

（6）绷带固定时结应打在肢体外侧面，严禁在伤口上、骨隆突处或易于受压部位打结。

（7）解除绷带时，先解开固定结或取下胶布，然后以两手互相传递松解。紧急时或绷带已被伤口分泌物浸透干涸时，可用剪刀剪开。

（8）操作时小心谨慎，包扎动作要轻柔，以免加重疼痛或导致伤口出血及污染。

第三节 固 定 术

固定是针对骨折的急救措施，可以防止骨折部位移动，减轻伤员痛苦，同时能有效地防止因骨折断端移动进而损伤血管、神经等组织造成的严重并发症。实施骨折固定先要注意伤员全身状况，如心脏停搏要先复苏处理；如有休克要先抗休克或同时处理休克；如有大出血要先止血包扎，然后固定。急救固定的目的不是让骨折复位，而是防止骨折断端移动，所以刺出伤口的骨折端不应该送回。固定时动作要轻巧，固定要牢靠，松紧要适度，皮肤与夹板之间要垫适量软物，尤其是夹板两端骨隆突处和空隙部位更要注意，以防局部受压引起缺血坏死。

一、临床常用固定材料

临床常用固定材料主要有木质夹板、钢丝夹板、充气夹板、负压气垫及塑料夹板。但在紧急情况下，有些材料不足或缺失，可直接用伤员健侧肢体或躯干进行临时固定。固定还需另备纱布、绷带、三角巾或毛巾、衣服等。

二、固定方法

（一）锁骨骨折固定

用敷料或毛巾分别垫于两腋前上方，将两条指宽的带状三角巾分别环绕两个肩关节，然后在肩部打结；再分别将三角巾底角拉紧，在两肩过度后张的情况下，在背部将底角拉紧打结。

（二）肱骨骨折固定

用两条三角巾和一块夹板将伤肢固定，然后用一块燕尾式三角巾中间悬吊前臂,使两底角向上绕颈部后打结,最后用一条带状三角巾分别经胸背于健侧腋下打结。

(三)肘关节骨折固定

当肘关节弯曲时,用两带状三角巾和一块夹板把关节固定。当肘关节伸直时,可用一卷绷带和一块三角巾把肘关节固定。

(四)桡骨、尺骨骨折固定

用一块合适的夹板置于伤肢下面,用两块带状三角巾或绷带把伤肢和夹板固定,再用一块燕尾三角巾悬吊伤肢,最后再用一条带状三角巾两底边分别绕胸背于健侧腋下打结固定(图 2-17)。

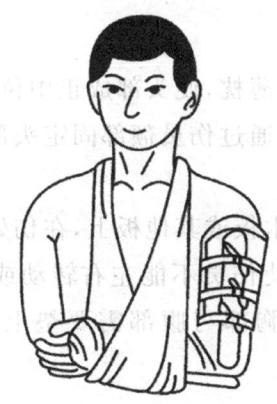

图 2-17　桡骨、尺骨骨折固定

(五)股骨骨折固定

用一块长夹板(长度为伤员腋下至足跟)放在伤肢侧,另用一块短夹板(长度为会阴至足跟)放在伤肢内侧,至少用 4 条带状三角巾,分别在腋下、腰部、大腿根部及膝部环绕伤肢包扎固定,注意在关节凸出部位要放软垫。若无夹板时,可以用带状三角巾或绷带把伤肢固定在健侧肢体上,并注意保持其功能位(图 2-18)。

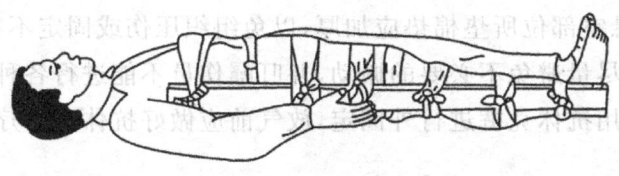

图 2-18　股骨骨折固定

(六)胫、腓骨骨折固定

与股骨骨折固定相似，只是要求夹板长度稍超过膝关节(图 2-19)。

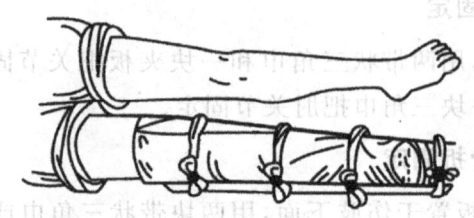

图 2-19 胫、腓骨骨折固定

(七)脊柱骨折固定

1.颈椎骨折固定

伤员仰卧，在头枕部垫一薄枕，使头部成正中位，头部不要前屈或后仰，再在头两侧各垫软枕，最后用绷带通过伤员额部固定头部，限制头部晃动。

2.胸腰椎骨折固定

使伤员平直仰卧在硬质木板或其他板上，在伤处垫一薄软枕，使脊柱稍向上突，然后用绷带将伤员固定，使伤员不能左右转动或立即使伤员俯卧于硬板上，必要时可用绷带固定伤员，胸部与腹部需要垫上软枕，以减轻局部组织受压程度。

三、固定术的注意事项

(1)如有伤口和出血，应先止血、包扎，然后再进行固定骨折部位。

(2)紧急情况下进行骨折固定，是为了限制伤肢活动。在处理开放性骨折时，刺出的骨折断端在未经清创时不能直接还纳入伤口内，以免造成感染。

(3)夹板固定时，其长度范围一般应包括骨折附近的两个关节，松紧要适度，既要牢靠又不能过紧，以免影响固定处血液循环。并应注意保持伤肢的自由活动。

(4)固定时夹板不可直接与皮肤接触，应用棉垫或软织物进行衬垫，尤其是在骨隆突处及悬空部位所垫棉垫应加厚，以免组织压伤或固定不牢靠。

(5)固定后尽量避免不必要的搬动，并叮嘱伤员不能进行各种活动。

(6)如果应用抗休克裤进行外固定，放气前应做好抗休克治疗。

第四节 搬运术与转运术

一、搬运术

伤员搬运分为徒手搬运和器具搬运。徒手搬运即在搬运伤员过程中仅凭人力和技巧而不使用任何器械的搬运方法。器具搬运即使用软担架、铲式担架、脊柱板或灾害现场的床单、被褥、木板等转移工具搬运患者的方法。

(一)常用搬运方法

1.徒手搬运法

(1)扶持法:适用于病情较轻、能够站立行走的伤员。有一个或两个救援人员拖住伤员腋下,也可将伤员手臂搭在施救者肩上,救援人员一手拉住伤员手腕,另一手扶伤员腰部,然后与伤员一起缓慢移步。

(2)背驮法:适用于体重较轻、无呼吸困难及胸部创伤、可站立但不能自行行走的伤员。施救者蹲下,然后将伤员上肢拉向自己胸前,用双臂托住伤员大腿。急救人员站直后上身略向前倾斜行走(图 2-20)。

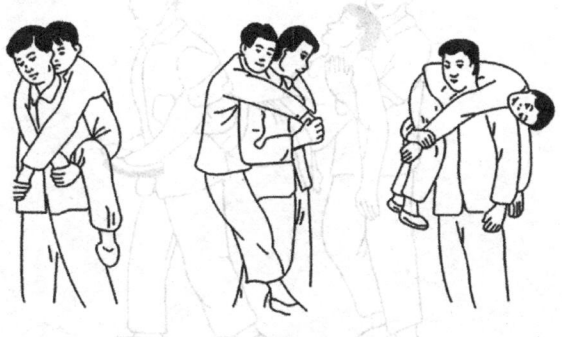

图 2-20 背驮法

(3)抱持法:多适用于在单个施救者的情况下且患者体重较轻,如儿童或老年人。将伤员双臂搭在自己肩上,然后一手抱住伤员背部,另一手托起腿部。

(4)侧身匍匐搬运法:根据伤员不同的受伤部位,采用不同的匍匐法。搬运时,使伤员伤部向上,将伤员腰部置于搬运者大腿上,并使伤员的躯干紧靠在搬运者胸前,使伤员头部和上肢不与地面接触。

(5)双人搭椅法:一般用于意识清醒并能配合的伤员。两名救援人员,一人以左膝,一人以右膝跪地,各用一手伸入伤员大腿后下方呈十字交叉紧握,另一只手彼此交叉支持伤员背部。此法要求救援人员的手必须握紧,移动步子时必须协调一致(图2-21)。

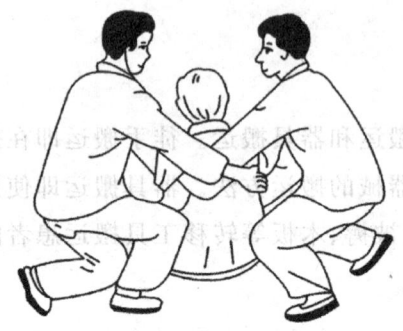

图 2-21 双人搭椅法

(6)拉车式搬运法:适用于没有骨折的伤员。两名救援人员一名站在伤员的头部,以两手从伤员腋下将其头、背抱在自己怀内,另一救援人员背朝伤员,跨在伤员两腿之间,抬起伤员的腿部,双臂夹住伤员两膝关节。然后两人同方向步调一致前行(图2-22)。

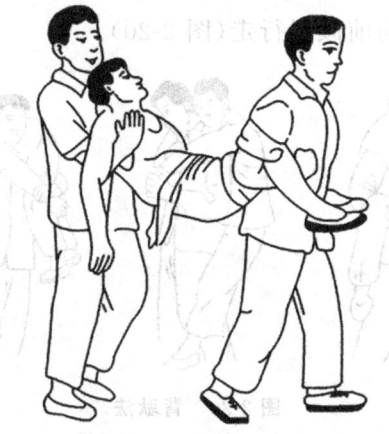

图 2-22 拉车式搬运法

(7)平抬或平抱搬运法:此法一般用于没有脊柱损伤者。两人在同侧将伤员抱起,或者一前一后、一左一右将伤员平抬起进行搬运。

2.器具搬运法

(1)担架搬运:一般适用于病情较重或搬运路途较远的伤员。搬运时一般由至少3名救援人员将伤员移上担架。保持伤员足部向前、头部向后,以方便途中对伤员进行监护。伤员被抬上担架后,必须扣好安全带,以防翻落或跌落。向高处搬抬时,担架应前低后高,使伤员保持水平状态;向低处搬抬时则相反。搬运过程中,担架员要保持步调一致,平稳前进。

(2)床单或被褥搬运:因传单被褥较软容易造成肢体弯曲,故此法适用于无脊柱损伤、胸部创伤、四肢骨折以及呼吸困难的伤员。取一条结实床单或被单,平铺于地面上,将伤员轻轻地移到被单上,并保持脚在前、头在后,上楼时则相反。急救人员面对面紧抓被单两角,缓慢移动,搬运同时需有人托腰。

(3)椅子搬运:选用牢固的靠背椅,伤员采取坐位,并用宽带或床单等将其固定在椅背上。两名施救者一人抓住椅背,一人握住椅角,然后以45°沿着椅背方向倾斜,急救者尽量保持步调一致同时缓慢前移。

(二)特殊伤员搬运术

1.脊柱及脊髓损伤伤员搬运

发生严重损伤,怀疑颈椎、腰椎损伤的伤员,均应按脊柱骨折处理。脊柱损伤后,不要随意翻身、扭曲,因其可增加受伤脊柱弯曲,使失去脊柱保护的脊髓受到挤压和牵拉产生继发性损伤。因此,搬运此类伤员时应保持头、颈和躯干在同一条直线上。

对于颈椎伤的伤员,要有3~4人一起搬运,1人专管头部牵引固定,保持头部与躯干成一直线,其余3人蹲在伤员同一侧,2人托躯干,1人托下肢,一齐起立,将伤员放在硬质担架上,伤员头部两侧用沙袋固定住。对于胸、腰椎伤的伤员,3人同在伤员右侧,1人托住背部,1人托住腰臀部,1人抱持住伤员双下肢,同时起立将伤员放到硬质担架上,并在腰部垫一软枕,以保持脊柱生理弯曲。

2.颅脑损伤伤员搬运

颅脑损伤者通常有脑组织暴露和呼吸道不通畅。因此,搬运时应使伤员取半仰卧位或侧卧位,使呼吸道保持通畅,并保护好暴露的脑组织。

3.胸部损伤伤员搬运

胸部损伤者常伴有开放性血气胸,需进行包扎,以座椅式搬运为宜,伤员取坐位或半卧位。

4.腹部损伤伤员搬运

伤员取仰卧位,下肢屈曲,防止腹腔脏器受压而脱出。如果已有脏器脱出,严禁回纳,以免加重污染。应用大小合适的器皿扣住脱出的内脏,然后用三角巾包扎固定,并注意腹部保温。

5.昏迷伤员搬运

伤员取平卧位,垫高背部,头偏向一侧,以利于呼吸道分泌物引流同时避免呕吐物误吸。搬运时用普通担架即可。

6.呼吸困难伤员搬运

伤员取坐位或半坐卧位,不能背驮。用床单或被褥搬运时,应注意不能使其躯干屈曲。如有条件,最好使用折叠担架搬运。

7.身体有刺入物的伤员

刺入物不能强行拔出,应包扎好伤口并妥善固定好刺入物,才能搬运。搬运途中避免震动、挤压、碰撞,以防止刺入物脱出或继续深入。刺入物外露部分较长时,应有专人负责保护刺入物。

(三)搬运时的注意事项

伤员搬运关键是避免二次损害。在现场进行急救时应在安全、及时、有效的前提下搬运伤员。

(1)伤员未进行现场急救处理或搬运用品未准备妥当时,切忌匆忙搬运伤员,以免延误抢救时机或引起滚落、摔伤等意外。

(2)根据灾害现场情况选择适当搬运方法,避免由于搬运不及时造成再次伤害发生。

(3)搬运过程中应严密监测伤员的病情变化。

(4)搬运过程中,救援人员动作要轻巧、敏捷、步调一致,避免震动,以减少伤员痛苦。

二、转运术

危重伤员经现场急救后,迅速运送到医院或急救中心,以便接受更全面的诊治。应根据患者病情及现场情况合理选择转运工具,以免因转运不当给伤员增添痛苦,甚至造成终身残疾乃至丧失生命。

(一)常用转运工具及特点

救护车、卫生列车、卫生轮船及快艇是我国使用较广泛的运输工具,随着科技发展,社会的进步,空中运输也逐渐参与到急救救援中。一般应根据不同的病情,结合运输工具特点与实际情况选用合适转运工具。

1.汽车转运特点

(1)快速、机动、受气候条件影响较小。

(2)救护车装有各种急救器材和设备,便于抢救。

(3)汽车在不平的山路、土路上行驶,颠簸较严重,难以在行驶中进行抢救。

(4)部分伤员易发生晕车,可能会导致病情加重。

2.轮船、汽艇转运特点

(1)轮船容量大,一次可运送大量伤病员。

(2)轮船运送平稳,但遇风浪颠簸厉害,极易引起晕船。

(3)轮船运送速度慢,通道较狭窄,给伤病员搬运带来很大困难。

(4)汽艇运送速度快,一般用于洪涝灾害时的运输工具。

3.飞机转运特点

(1)速度快、效率高、平稳舒适,且不受道路、地形的影响,可作为重病伤员迅速转运到急救中心或专科医院的转运工具。

(2)随着飞行高度上升,空气中的氧含量减少,氧分压下降,一般每升高 1 000 m,PaO_2 下降 2.4~2.7 kPa(18~20 mmHg),含氧量低,会对肺部病变、肺功能不全等伤员不利。

(3)飞机上升及下降时,气压升降变化,会使开放性气胸伤员纵隔摆动,加重呼吸困难;腹部手术伤员则可引起或加重腹部胀气、疼痛,伤口缝合裂开。湿度低、气压低会对气管切开伤员不利。

(4)飞机噪声、振动、颠簸亦可以引起伤员晕机、烦躁、恶心、呕吐等。

(二)转运途中监护

转运伤员过程中,救护人员要充分利用急救设备对伤员实施生命支持与监护。

1.加强监护并做好记录

转运途中护理人员应加强责任心,勤问勤查,监护伤员,注意观察伤员面色、表情、呼吸的变化、呕吐物、分泌物及引流液颜色、伤员伤口敷料浸染程度等情况,发现异常情况及时处理,必要时进行心电监护。通常可采用"一看、二摸、三听"的方法。

(1)一看:观察伤员脸色、表情、姿势、呼吸深浅均匀程度,有无烦躁不安,如伤员面色苍白、表情淡漠、出冷汗,可能是因缺血缺氧所致;若面色潮红、惊厥,可能有高热、伤口感染存在。随时观察瞳孔大小,是否双侧等大等圆,对光反应是否灵敏。

(2)二摸:救援人员要用手触摸伤员皮肤温度、湿度,脉搏频率和强弱,如休克前期伤员皮肤湿冷、脉搏细弱。另外,包扎伤口的绷带纱布松紧程度,腹部肌肉有无紧张及压痛、反跳痛,有无腹水及尿潴留等均靠医护人员细心用手触摸。

(3)三听:听伤员有无呻吟、声音嘶哑、哮喘、咳嗽、气短,肺部有无干湿啰音、喘鸣、心律不齐、肠蠕动异常等不正常的声音,如伤员由原来的呻吟不止逐渐变成安静时,要高度警惕病情可能恶化。

2.保持伤员适当体位

在不影响急救处理的情况下,协助伤员保持舒适安全的体位。一般伤员取平卧位,头偏向一侧。尤其在处理大批伤员时,这种体位具有最大的安全性,对有恶心、呕吐的伤员,可有效防止仰卧时呕吐物吸入气管引起咳嗽或阻塞气道造成窒息,对于颅脑损伤、昏迷伤员,可防止舌根后坠或分泌物阻塞咽喉与气道。胸肺部损伤、急性左心衰竭伤员常有呼吸困难,取半卧位可缓解症状。长骨骨折伤员应将伤肢放置在合适位置,背部及两侧用棉垫或被褥垫好,固定牢固,防止行进中的颠簸、摩擦、撞击而引起疼痛及再次损伤血管、神经,并注意观察肢体远端供血情况。下肢损伤或手术伤员应适当抬高下肢 15°~20°,以减少伤口清创缝合后出血、水肿造成的胀痛不适。

3.保持气道通畅,继续给氧或机械通气

在转运途中,应保持气道通畅,应用鼻导管或面罩吸氧。自主呼吸极其微弱者,可应用面罩加压给氧,或使用机械通气。同时要注意发现并清除口腔分泌物,防止误吸。

4.保持各种管道通畅

伤员因病情需要有输液管、气管插管、胃肠减压管、导尿管及胸腔、腹腔引流管等。各种导管必须按要求加以保护,尤其当伤员烦躁、车辆晃动时,管道极易脱出、移位、扭曲、阻塞。为确保管道通畅应做到以下几点。

(1)加强固定,在搬运前用胶布、缝合线、绷带、纱布等固定。

(2)各种引流管要留有一定的长度,以方便伤员站立和左右翻身。

(3)定时抽吸,以防止引流物形成凝块阻塞。

(4)保持管道清洁,加强无菌操作。

5.正确实施救护技术

根据病情急救需要,配合医师实施抢救,如心肺复苏术、体外除颤术、气管插管术、静脉穿刺术以及导尿术等。

第三章　上肢损伤

第一节　锁骨骨折

　　锁骨骨折是临床常见的骨折之一，占全身骨折的6％左右，各种年龄均可发生，但青壮年及儿童多见。发病部位以中1/3处最多见。

一、病因、病机

(一)间接暴力

　　间接暴力是引起锁骨骨折最常见的暴力，如跌倒时，手掌、肘部或肩部触地，传导暴力冲击锁骨发生骨折，多为横断形或斜形骨折。骨折内侧因胸锁乳突肌的牵拉作用向后上移位，外侧因上肢的重力作用和胸大肌的牵拉作用向前下方移位图（图3-1）。

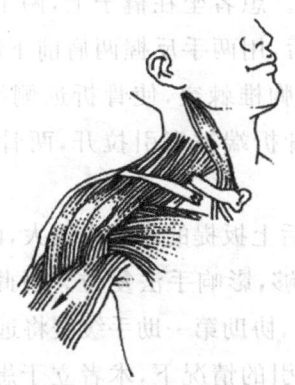

图 3-1　锁骨骨折移位

(二)直接暴力

　　暴力从前方或上方作用于锁骨，可发生锁骨的横断或粉碎性骨折，幼儿多为横断或青枝骨折。骨折移位严重时可伤及锁骨下方的臂丛神经,锁骨下动、静脉。

二、临床表现

锁骨全长均位于皮下,骨折后局部有肿胀和压痛,触诊可摸到移位的骨折端,可闻及骨擦音和触到异常活动,患肩下沉,并向前、内倾斜。患者常用健侧手掌托起患肢肘部,以减轻因上肢的重量牵引所引起的疼痛;同时头部向患侧偏斜,使胸锁乳突肌松弛而减轻疼痛。患肢活动功能障碍。幼儿因不能自述疼痛部位,畸形可不甚明显。但若不愿活动上肢,且于穿衣伸手入袖或上提患肢有啼哭等症状时,应仔细检查是否有锁骨骨折。锁骨骨折刺破皮肤或损伤臂丛神经及锁骨下血管者也较为常见,且多为青枝骨折。

三、诊断与鉴别诊断

锁骨骨折的患者通过外伤史,临床的症状、体征及 X 线检查诊断并不困难。锁骨外侧1/3骨折需与肩锁关节脱位相鉴别。骨折患者一般疼痛、肿胀更加明显,有骨折的特有症状、骨擦音和异常活动等。X 线片可以明确诊断。

四、治疗

(一)儿童青枝骨折及成人无明显移位的骨折

可用三角巾或颈腕吊带悬吊 2～3 周即可痊愈。

(二)锁骨有移位骨折复位法

骨折端局部血肿内麻醉。患者坐在橙子上,两手叉腰挺胸。首先进行牵引。

(1)一助手立于患者背后,用两手反握两肩前下腋侧,两侧向外后上扳提,同时用一个膝部顶住患者背部胸椎棘突,使骨折远侧端在挺胸的作用及助手两手向后上扳提的作用下,使两骨折端被牵引拉开,两骨折端的轴线在一个直线上,多数可自行复位(图 3-2)。

(2)上述的牵引方法,向后上扳提的作用力较大,而向外的牵引力则较弱,常因远侧骨折端向外的牵引力不够,影响手法复位。因此,另一助手一手推顶伤侧胸壁,另一手向外牵拉伤肢上臂,协助第一助手缓缓将远侧骨折牵开,再行手法复位。

(3)手法复位,在助手牵引的情况下,术者立于患者面前,用两拇指及示指摸清并捏住两骨折端向前牵拉,即可使骨折复位。或用两拇指摸清两骨折端,并以一拇指及示指捏住近侧骨折端向前下侧牵拉,同时另一手拇指及示指捏住远侧骨折端向后上方推顶,也可使骨折端复位(图 3-3)。

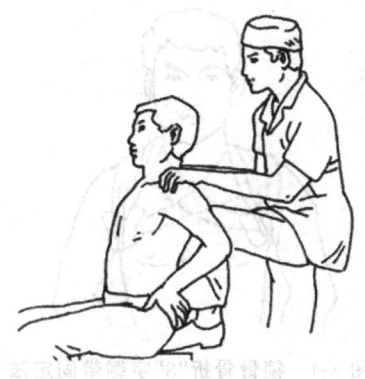

图 3-2 锁骨骨折手法复位

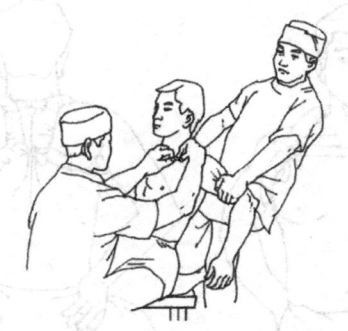

图 3-3 锁骨骨折手法复位

手法复位后,将向外的牵引力稍放松一些,使对位的两骨折端互相嵌紧,然后进行外固定。

(三)外固定方法

1.“8”字形绷带固定

将棉垫或纸压垫放置于两骨折端的两侧,并用胶布固定;两侧腋窝放置棉垫,用绷带行“8”字形缠绕固定,绷带经患侧肩部腋下,绕过肩前上方,横过背部至对侧腋下,再绕过对侧肩前上方,经背部至患侧腋下,包绕 8～12 层,缠绕绷带时应使绷带的两侧腋部松紧合适,以免引起血管或神经受压(图 3-4)。

2.双圈固定

用绷带缠绕棉花制作好大小合适的绷带圈两只,于手法复位前套于两侧腋部,待骨折复位后,用棉垫或纸垫将两骨折端上下方垫压合适,并用胶布固定。从患者背侧拉紧此两布圈,在其上下各用一布带扎牢,维持两肩向外、向上后伸;另用一布带将两绷带圈于胸前侧扎牢,以免双圈滑脱(图 3-5)。

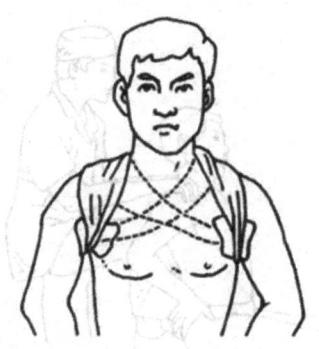

图 3-4　锁骨骨折"8"字绷带固定法

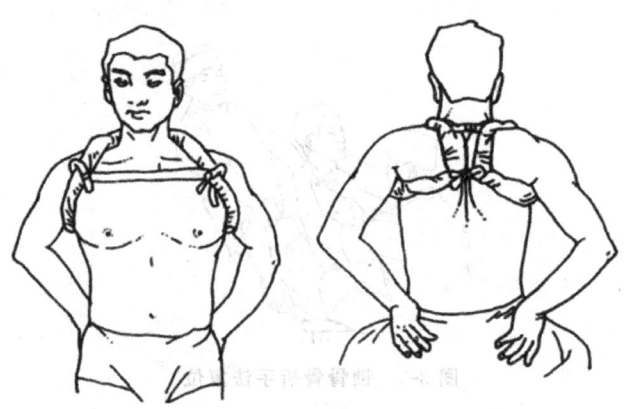

图 3-5　锁骨骨折双圈固定法

用以上两种固定方法固定后,如出现手及前臂麻木感或桡动脉搏动摸不清,表示固定过紧,有压迫血管或神经的情况,应立即给予适当放松,直至症状完全解除为止。

(四)手术治疗

手法治疗难获满意疗效者或多发性骨折等情况,可行手术治疗。

五、预防与调护

骨折整复固定后,平时应挺胸抬头,睡觉时应平卧位,肩胛骨间稍垫高,保持双肩后仰,有利于骨折复位。固定初期可做腕、肘关节的屈伸活动。中、后期逐渐做肩关节功能练习,尤其是肩关节的外展和内、外旋运动。肩部长时间固定,易出现肩关节功能受限,所以早期功能锻炼十分必要。

第二节 肩胛骨骨折

肩胛骨位于两侧胸廓后上方,周围有丰厚的肌肉覆盖,骨折较为少见。肩胛骨对上肢的稳定和功能起着重要的作用,骨折后如不能得到正确治疗,可能会对上肢功能造成严重影响。

一、骨折分类

(一)按部位分类

肩胛骨骨折按解剖部位可分为肩胛体骨折、肩胛冈骨折、肩胛颈骨折、肩胛盂骨折、喙突骨折和肩峰骨折等。肩胛体和肩胛冈骨折最为常见,其次为肩胛颈骨折,然后是肩胛盂骨折、肩峰骨折、喙突骨折,不少骨折属于上述各类的联合骨折。另外,还有肌肉和韧带附着点的撕脱骨折、疲劳或应力骨折。

1.肩胛盂关节内骨折

此类骨折可进一步分为 6 型。

(1)Ⅰ型盂缘骨折:通常合并肩关节脱位。

(2)Ⅱ型骨折:是经肩胛盂窝的横形或斜形骨折,可有肩胛盂下方的三角形游离骨块。

(3)Ⅲ型骨折:累及肩胛盂的上1/3,骨折线延伸至肩胛骨的中上部并累及喙突,经常合并肩锁关节脱位或骨折。

(4)Ⅳ型骨折:骨折线延伸至肩胛骨内侧。

(5)Ⅴ型骨折:是Ⅱ型和Ⅳ型的联合类型。

(6)Ⅵ型骨折:是肩胛盂的严重粉碎性骨折。

2.喙突骨折

根据骨折线与喙锁韧带的位置关系,可进一步分成两型。

(1)Ⅰ型骨折:位于韧带附着点后方,有不稳定倾向。

(2)Ⅱ型骨折:位于韧带前方,稳定。

(二)按关节内外分类

根据骨折是否累及肩盂关节面,肩胛骨骨折可分为关节内骨折和关节外骨折。关节外骨折根据稳定性,又可进一步分为稳定的关节外骨折和不稳定的关节外骨折两种。

1.关节内骨折

此类骨折为涉及肩胛盂关节面的骨折,常合并肱骨头脱位或半脱位。肩胛盂骨折中只有10%有明显的骨折移位。

2.稳定的关节外骨折

此类骨折包括肩胛体骨折、肩胛冈骨折和一些肩胛骨骨突部位的骨折。单独的肩胛颈骨折,一般较稳定,也属稳定的关节外骨折。

3.不稳定的关节外骨折

此类骨折主要指合并锁骨中段移位骨折的肩胛颈骨折,即"漂浮肩"损伤,该损伤常由严重暴力引起,此种骨折造成整个肩胛带不稳定。由于上臂的重力作用,它有向尾侧旋转的趋势。常合并同侧肋骨骨折,也可损伤神经血管束,包括臂丛神经。

二、临床表现及诊断

肩胛骨骨折根据外伤史、症状、体征及X线检查,可明确诊断。

(一)病史

1.体部骨折

常为直接暴力引起,受伤局部常有明显肿胀,皮肤常有擦伤或挫伤,压痛也很明显,由于血肿的刺激可引起肩袖肌肉的痉挛,使肩部出现运动障碍,表现为假性肩袖损伤的体征。但当血肿吸收后,肌肉痉挛消除,肩部主动外展功能即恢复。喙突骨折或肩胛体骨折时,当深吸气时,由于胸小肌和前锯肌带动骨折部位活动可使疼痛加剧。

2.肩胛盂和肩胛颈骨折

多由间接暴力引起,即跌倒时肩部外侧着地,或手掌撑地,暴力经肱骨传导冲击肩胛盂或颈造成骨折。多无明显畸形,易于漏诊。但肩部及腋窝部肿胀、压痛,活动肩关节时疼痛加重,骨折严重移位者可有肩部塌陷,肩峰相对隆起呈方肩畸形,犹如肩关节脱位的外形,但伤肢无外展、内收、弹性固定情况。

3.肩峰骨折

肩峰突出于肩部,多为自上而下的直接暴力打击,或由肱骨突然强烈的杠杆作用引起,多为横断面或短斜面骨折。肩峰远端骨折,骨折块较小,移位不大;肩峰基底部骨折,远侧骨折块受上肢重量的作用及三角肌的牵拉,向前下方移位,影响肩关节的外展活动。

(二)X 线检查

多发损伤患者或怀疑有肩胛骨骨折时,应常规拍摄肩胛骨 X 线片,常用的有肩胛骨正位、侧位、腋窝位和穿胸位 X 线片。注意肩胛骨在普通胸部正位片上显示不清,因为肩胛骨与胸廓冠状面相互重叠。此外,还可根据需要加拍一些特殊体位平片,如向头侧倾斜 45°的前后位平片可显示喙突骨折。CT 检查能帮助辨认和确定关节内骨折的程度和移位,以及肱骨头的移位程度。因为胸部合并损伤的发生率高,胸片应作为基本检查方法的一类。

(三)合并损伤

诊断骨折的同时,应注意检查肋骨、脊柱以及胸部脏器的损伤。肩胛骨周围有肌肉和胸壁保护,所以只有高能量创伤才会引起骨折。由于肩胛骨骨折多由高能量直接外力引起,因此合并损伤发生率达 35%～98%。合并损伤常很严重,甚至危及生命。然而,在初诊时却常常漏诊。最常见的合并损伤是同侧肋骨骨折并发血气胸,其次是锁骨骨折、颅脑闭合性损伤、头面部损伤、臂丛损伤。肩胛骨合并第 1 肋骨骨折时,因可伤及肺和神经血管,故特别严重。

三、治疗

绝大多数肩胛骨骨折可采用非手术方法治疗,只有少数患者需行手术治疗。由于肩胛骨周围肌肉覆盖多,血液循环丰富,骨折愈合快,骨折不愈合很少见。

(一)肩胛体和肩胛冈骨折

肩胛体和肩胛冈骨折一般采用非手术治疗,可用三角巾或吊带悬吊制动患肢,早期局部辅以冷敷,以减轻出血及肿胀。伤后 1 周内,争取早日开始肩关节钟摆样功能锻炼,以防止关节粘连。随着骨折愈合,疼痛减轻,应逐步锻炼关节的活动范围和肌肉力量。

(二)肩峰骨折

如肩峰骨折移位不大,或位于肩锁关节以外,用三角巾或吊带悬吊患肢,避免作三角肌的抗阻力功能训练。如骨折块移位明显,或移位到肩峰下间隙,影响肩关节运动功能,则应早期手术切开复位内固定。手术取常规肩部切口,内固定可采用克氏针张力带钢丝,骨块较大时也可选用拉力螺钉内固定。如合并深层肩袖损伤,应同时行相应治疗。

(三)喙突骨折

对不稳定的Ⅰ型骨折应行手术治疗。对单纯喙突骨折可以保守治疗,因为喙突是否解剖复位对骨折愈合及局部功能没有影响。但如合并有肩锁分离、严重的骨折移位、臂丛受压、肩胛上神经麻痹等情况,则需考虑手术复位,松质骨螺钉固定治疗。

(四)肩胛颈骨折

对无移位或轻度移位的肩胛颈骨折,可采用非手术方法治疗。用三角巾制动患肢 2～3 周,4 周后开始肩关节功能锻炼。

肩胛颈骨折在冠状面和横截面成角超过 40°或移位超过 1 cm 时,需要手术治疗。根据骨折片的大小和骨折的类型,内固定物是在单纯的拉力螺钉和支撑接骨板之间选择。使用后入路,单个螺钉可从后方拧入盂下结节。骨折片很大时,应在后方使用 1/3 管状接骨板支撑固定,使带有关节面的骨片紧贴于肩胛骨近端的外缘。接骨板与直径为 3.5 mm 的皮质骨拉力螺钉的结合使用,增加了固定的稳定程度。合并同侧锁骨骨折的肩胛颈骨折,即"漂浮肩"损伤,由于肩胛骨很不稳定,移位明显,应采用手术治疗。通常先复位固定锁骨,锁骨骨折复位固定后,肩胛颈骨折常常也可得到大致的复位,如肩胛骨稳定就不需切开内固定肩胛颈骨折;如锁骨复位固定后肩胛颈骨折仍不能有效复位,或仍不稳定,就需进一步手术治疗肩胛颈骨折。

(五)肩胛盂骨折

肩胛盂骨折只占肩胛骨骨折的 10%,而其中有明显骨折移位者占肩盂骨折的 10%。对大多数轻度移位的骨折可用三角巾或吊带保护,早期开始肩关节活动范围的练习。一般制动 6 周,去除吊带后,继续进行关节活动范围及逐步开始肌肉力量的锻炼。

1.Ⅰ型盂缘骨折

如骨折块面积占肩盂面积的 25%(前方)或 33%(后方),或移位>10 mm 将会影响肱骨头的稳定并引起半脱位现象,应考虑手术切开解剖复位和内固定。目的在于重建骨性稳定,以防止慢性肩关节不稳。以松质骨螺钉或以皮质骨螺钉采用骨块间加压固定(图 3-6)。如肩盂骨块粉碎,则应切除骨碎片,取髂骨植骨固定于缺损处。小片的撕脱骨折,一般是肱骨头脱位时由关节囊、唇撕脱所致。前脱位时发生在盂前缘,后脱位时见于盂后缘。肱骨头复位后,采用三角巾或吊带保护3～4周。

2.Ⅱ型骨折

如果出现台阶移位 5 mm 时,或骨块向下移位伴有肱骨头向下半脱位,应行手术复位固定。可采用后方入路,复位盂下缘骨折块,以拉力螺钉向肩胛颈上方固定。也可采用易调整外形的重建钢板,置于颈的后方或肩胛体的外缘固定。

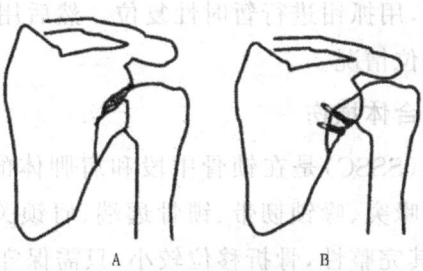

图 3-6　盂缘骨折松质骨螺钉内固定

A.盂缘骨折;B.松质骨螺钉内固定

3.Ⅲ~Ⅴ型骨折的手术指征

骨折块较大合并肱骨头半脱位,采用肩后方入路,复位盂下缘骨折块,以拉力螺钉向肩胛颈上方固定。也可采用易调整外形的重建钢板,置于肩胛颈的后方或肩胛体的外缘固定;关节面台阶≥5 mm,上方骨块向侧方移位或合并喙突、喙锁韧带、锁骨、肩锁关节、肩峰等所谓肩上部悬吊复合体(SSSC)损伤时,可采用后上方入路复位骨折块,采用拉力螺钉,将上方骨折块固定于肩胛颈下方主骨上。手术目的是防止肩关节的创伤性骨关节炎、慢性肩关节不稳定和骨不愈合。

4.Ⅵ型骨折

Ⅵ型骨折较少见,也缺乏大宗病例或对照研究结果指导治疗。由于盂窝严重粉碎,不论骨块移位与否或有无肱骨头半脱位的表现,一般都不行切开复位。可采用三角巾悬吊制动,或用外展支架制动,也可采用尺骨鹰嘴牵引,早期活动锻炼肩关节。如果肩上方悬吊复合体有严重损伤,可行手术复位、固定,如此可间接改善盂窝关节面的解剖关系。

5.肩胛盂骨折关节镜手术

修复骨性 Bankart 骨折,先经标准的后方入路施行诊断性关节镜。通常情况下,关节视野最初会被骨折血肿所阻挡。使用关节镜刨刀清除骨折血肿,最终可观察到骨折块。尽可能低地定位前方入路,使得经该入路到达下方肩胛盂具有最大可能性。然后建立前上外侧入路(ASL),该入路不仅是重要的观察入路,也是重要的操作入路。重要的是在所有 3 个关节内入路中都使用关节镜套管,可在各个入路之间便捷地转换关节镜和器械,以获得理想的视野和操作通道。然后确认所有的伴随病变。在发现 Bankart 骨折之后,便必须将其游离。精前方入路或前上外侧入口放入 15°关节镜下剥离器,将骨折块完全抬起并游离。在骨折块完全游离后,应去除所有的软组织使之新鲜花,以求取得最大的骨性愈合。在取得充分游离后,用抓钳进行暂时性复位。然后用螺丝固定骨折块,随后评估固定的牢固性和复位情况。

(六)上肩部悬吊复合体损伤

上肩部悬吊复合体(SSSC)是在锁骨中段和肩胛体的外侧缘间组成的一个骨和软组织环,由肩盂、喙突、喙锁韧带、锁骨远端、肩锁关节和肩峰组成。SSSC的单处损伤,不会影响其完整性,骨折移位较小,只需保守治疗;两处损伤则会影响其完整性,可能会引起一处或两处明显移位,对骨折愈合不利,影响其功能。对这种骨折,只要有一处或两处存在不能接受的移位,就应行切开复位内固定。即使只固定一处,也有利于其他部位骨折的间接复位和稳定。

第三节 肱骨干骨折

一、解剖特点

自胸大肌附着处上缘至肱骨髁上为肱骨骨干。近端肱骨干横截面呈圆周形,远端在前后径上呈狭窄状。内、外侧肌间隔将上臂分成前间隔和后间隔。前间隔包括肱二头肌、喙肱肌和肱肌。肱动、静脉及正中神经、肌皮神经及尺神经沿肱二头肌内侧走行。后间隔包含肱三头肌和桡神经。桡神经穿过肱三头肌在后方骨干中段走行于桡神经沟内,在臂中下 1/3 处穿过外侧肌间隔至臂前侧,骨折移位时易受到损伤。

二、损伤机制

(一)直接暴力

直接暴力是造成肱骨干骨折的常见原因,如打击伤、机械挤压伤、火器伤等,可造成横断骨折、粉碎性骨折或开放骨折。

(二)间接暴力

如摔倒时手或肘部着地,由于身体多伴有旋转或因附着肌肉的不对称收缩,发生斜形或螺旋形骨折。

(三)旋转暴力

以军事或体育训练的投掷骨折,以及掰手腕所引起的骨折最为典型,多发生于肱骨干的中下 1/3 处,主要由于肌肉突然收缩,引起肱骨轴向受力,导致螺旋形骨折。

由于肱骨干上的肌肉作用,骨折后常呈典型的畸形。当骨折线在胸大肌止点近端时,由于肩袖的作用,骨折近端呈外展和内旋畸形,远端由于胸大肌的作用向内侧移位;当骨折线位于胸大肌以远、三角肌止点以近时,骨折远端由于三角肌的牵拉向外侧移位,近端则由于胸大肌、背阔肌及大圆肌的牵拉作用向内侧移位;当骨折线位于三角肌止点以远时,骨折近端外展、屈曲,远端则向近端移位。

三、骨折的分类

同其他骨折的分类一样,肱骨干骨折可依据不同的分类因素构成多种分类方式。根据骨折是否与外环境相通,可分为开放和闭合骨折;因骨折部位不同,可分为三角肌止点以上及三角肌止点以下骨折;由于骨折程度不同,可分为完全骨折和不完全骨折;根据骨折线的方向和特性又可分为纵、横、斜、螺旋、多段和粉碎性骨折;根据骨的内在因素是否存在异常而分为正常和病理骨折等。

四、肱骨干骨折的临床症状和体征

同其他骨折一样,肱骨干骨折后可出现疼痛、肿胀、局部压疼、畸形、反常活动及骨擦音等,骨科医师不应为证实骨折的存在而刻意检查骨擦音,以免增加伤者的痛苦和桡神经损伤。对于不完全或无移位的骨折,单凭临床体检很难判断,所以对可疑骨折的患者必须拍 X 线片。拍片范围包括肱骨的两端、肩关节和肘关节。对于高度怀疑有骨折的患者,即使在急诊拍片时未能发现骨折也不要轻易下无骨折的结论,可用石膏托暂时固定两周后再拍片复查,若有不全的裂纹骨折此时因骨折线的吸收而显现出来。若骨折合并桡神经损伤,可出现垂腕、手部掌指关节不能伸直、拇指不能伸展和手背虎口区感觉减退或消失。肱骨干骨折的患者应当常规检查患肢远端血运的情况,包括对比两侧桡动脉搏动、甲床充盈、皮肤温度等,必要时可行血管造影,以确定有无肱动脉损伤。

五、治疗方法

近几十年来,骨折固定技术有了极大的提高,治疗手段远比过去丰富,在具体实施何种治疗方案时必须考虑如下因素:骨折的类型和水平、骨折的移位程度,患者的年龄、全身健康情况、与医师的配合能力、合并伤的情况,患者的职业及对治疗的要求等,此外经治医师还应考虑本身所具备的客观设备条件,掌握各种操作技术的水平、经验等。经过全面分析比较后再确定一最佳治疗方案。根本原则是:有利于骨折尽早愈合,有利于患肢的功能恢复,尽可能减少并发症。

(一)闭合治疗

近几十年来的骨科著作中,均强调绝大多数的肱骨干骨折可经非手术治疗而痊愈,国外的文献报道中其成功的比例甚至可高达94%以上。但在临床实际工作中能否达到如此高的比例仍值得商榷。此外,现代的就医人群已对骨科医师提出了更高的要求,即不仅要获得良好的最终治疗结果,而且希望治疗过程中尽量减少痛苦,在骨折愈合期间有相对高的生活质量,甚至仍能够从事一些工作。那种令患者在石膏加外展架上苦撑苦熬数个月,夜间无法平卧的传统治疗方式很难为多数患者所接受。依现代的治疗观点,闭合治疗的适应证应结合患者的具体情况认真审视后而定。

1.适应证

可供参考的适应证如下。

(1)移位不明显的简单骨折(AO分类:A_1、A_2、A_3)。

(2)有移位的中、下1/3骨折(AO分类:A_1、A_2、A_3或B_1、B_2)经手法整复可以达到功能复位标准的。

2.闭合治疗的复位标准

肱骨属非负重骨,轻度的畸形愈合可由肩胛骨代偿,其复位标准在四肢长骨中最低,其功能复位的标准为:2 cm以内的短缩、1/3以内的侧方移位、20°以内的向前、30°以内的外翻成角以及15°以内的旋转畸形。

3.常用的闭合治疗方法

(1)悬垂石膏:应用悬垂石膏法治疗肱骨干骨折已有半个多世纪的历史,目前在国内外仍有相当多的骨科医师在沿用。此法比较适合于有移位并伴有短缩的骨折或者斜形、螺旋形的骨折。悬垂石膏应具有适当的重量,避免过重或过轻,其上缘至少应超过骨折断端2.5 cm以上,下缘可达腕部,屈肘90°,前臂中立位,在腕部有三个固定调整环。在石膏固定期间,前臂需始终维持下垂,以便提供一向下的牵引力。患者夜间不宜平卧,而采取坐睡或半卧位(这是使用悬垂石膏的不便之处)。吊带需可靠地固定在腕部石膏固定环上,向内成角畸形可通过将吊带移至掌侧调整,反之向外成角则通过背侧的固定环调整。后成角和前成角,可利用吊带的长短来调整,后成角时加长吊带,而前成角则缩短吊带。使用悬垂石膏治疗应经常复查拍 X 线片,开始时为1～2周,以后可改为 2～3 周或更长的间隔时间。石膏固定期间应注意功能锻炼,如握拳、肩关节活动等,减少石膏固定引起的不良反应。对某些患者,如肥胖或女性,可在内侧加一衬垫,以免由于过多的皮下组织或乳房造成的成角畸形。当骨折的短缩已经克服、骨折已达到纤维性连接时,可更换为 U 形石膏。

悬垂石膏曾成功地治愈过许多患者,但也不乏骨折不愈合或延迟愈合的例子。故治疗期间应注意密切观察,若固定超过 3 个月仍无骨折愈合迹象,已出现失用性骨质疏松时,应考虑改用其他方法,如切开复位内固定加自体植骨,不要一味地坚持下去,以避免最后因严重的失用性骨质疏松导致连内固定的条件都不具备,丧失有利的治疗时机,对中老年患者更应注意这点。

(2)U 形或 O 形石膏:多用于稳定的中下 1/3 骨折复位后,或应用其他方法治疗肱骨干骨折后的继续固定手段。所谓 U 形即石膏绷带由腋窝处开始,向下绕过肘部,再向上至三头肌以上。若石膏绷带再延长一些,使两端在肩部重叠则成为 O 形石膏。U 形石膏有利于肩、腕和手部的关节功能锻炼(图 3-7),而 O 形石膏的固定稳定性更好一些。

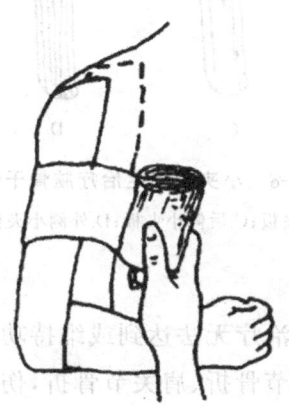

图 3-7　U 形石膏

(3)小夹板固定:对内外成角不大者,可采用二点直接加压方法(利用纸垫);对侧方移位较多,成角显著者,常可用三点纸垫挤压原理,以使骨折达到复位。不同水平的骨折需用不同类型的小夹板,如上 1/3 骨折用超肩关节小夹板,中 1/3 骨折用单纯上臂小夹板,而下 1/3 骨折需用超肘关节小夹板固定。其中尤以中 1/3 骨折的固定效果最为理想(图 3-8)。

利用小夹板治疗肱骨干骨折时,主治医师需密切随诊,观察病情的变化,根据肢体肿胀的程度随时调整夹板的松紧度,避免因固定不当而引起并发症,同时鼓励患者在固定期间积极锻炼患肢功能。

(4)其他治疗方法:采用肩人字石膏、外展架加牵引或鹰嘴骨牵引等治疗肱骨干骨,但多数情况下已经较少使用。

(二)手术治疗

如果能够正确掌握手术指征并配合以高质量手术操作,绝大多数的肱骨干骨折可以正常愈合。同时可以减少因长期石膏或小夹板等外固定带来的邻近关节僵硬、肌肉萎缩和失用性骨质疏松等不利影响,甚至可在在固定期间从事某些非负重性工作,治疗期的生活质量相对较高。不利的方面是:所花费用较多,需二次手术取出内固定物,手术本身具有一定的风险等。

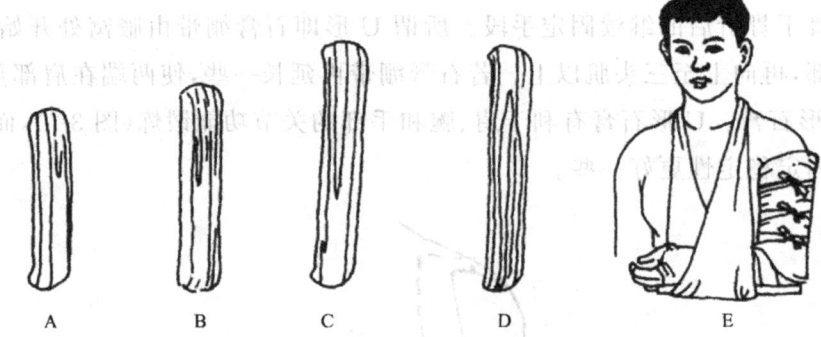

图 3-8 小夹板固定治疗肱骨干骨折

A.内侧小夹板;B.前侧小夹板;C.后侧小夹板;D.外侧小夹板;E.小夹板固定后的外形

1.手术治疗的适应证

(1)绝对适应证:①保守治疗无法达到或维持功能复位的。②合并其他部位损伤,如同侧前臂骨折、肘关节骨折、肩关节骨折,伤肢需早期活动的。③多段骨折或粉碎性骨折(AO 分型:B_3、C_1、C_2、C_3)。④骨折不愈合。⑤合并有肱动脉、桡神经损伤需行探查手术的。⑥合并有其他系统特殊疾病而无法坚持保守治疗的,如严重的帕金森病。⑦经过 2~3 个月保守治疗已出现骨折延迟愈合现象,开始有失用性骨质疏松的(如继续坚持保守治疗,严重的失用性骨质疏松可导致失去切开复位内固定治疗的机会)。⑧病理性骨折。

(2)相对适应证:①从事某些职业对肢体外形有特殊要求,不接受功能复位而需要解剖复位的。②因工作或学习需要,不能坚持较长时间的石膏、夹板或支具牵引固定的。

2.手术治疗的方法

(1)拉力螺丝钉固定:单纯的拉力螺钉固定只能够用于长螺旋形骨折,而且术后常需要外固定保护一段时间,优点是骨折段软组织剥离较少,骨折断端的血运影响小,正确使用可缩短骨折愈合时间。

(2)接骨钢板固定:尽管带锁髓内钉的使用趋于增多,但现阶段接骨钢板仍在较广的范围内继续应用,缘于其操作简单,易于掌握,无须C形臂X线透视机等较高档辅助设备。钢板应有足够长度,螺钉孔数目不得少于6孔,最好选用较宽的4.5 mm动力加压钢板(DCP或LC-DCP),远近骨折段至少各由3枚螺钉固定,以获得足够的固定强度。对于短斜形骨折尽量使用1枚跨越骨折线的拉力螺钉,而粉碎性骨折最好同时植入自体松质骨(图3-9)。AO推荐的手术入路是后侧切口(Henry),将钢板置于肱骨干的后侧,而且在骨折愈合后不再取出。但国内多数骨科医师愿意采用上臂前外侧入路,将钢板放置在骨干的前外侧,在骨折愈合后取出内固定物也相对比较容易。

(3)带锁髓内针固定:随着带锁髓内针的普及应用,以往的Rush针或V形针、矩形针已较少使用。使用带锁髓内针的优点是:软组织剥离少,术后可以适当负重,用于粉碎性骨折时其优点更为明显。由于是带锁髓内针,其尾端部分基本与肱骨大结节在同一平面,对肩关节功能影响不大(近期可能有一定影响)。使用时刻采用顺行或逆行穿针方法,与股骨或胫骨不同的是,其近端锁钉一般不穿过对侧皮质(避免损伤腋神经),而远端锁钉最好采用前后方向(避免损伤桡神经)(图3-10)。

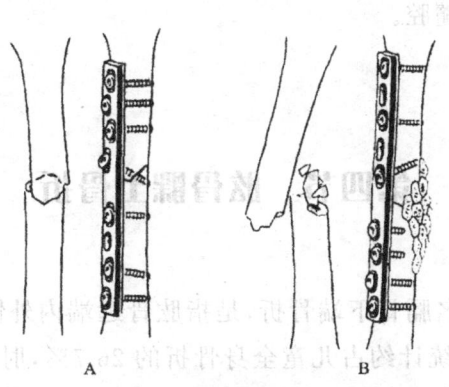

图3-9　肱骨干骨折钢板螺钉内固定

A.横形骨折的固定方法;B.如为粉碎性骨折应Ⅰ期自体松质骨植骨

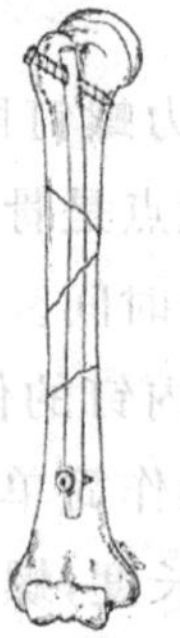

图 3-10　髓内针治疗肱骨干骨折(顺行穿针)

（4）外固定架固定：从严格意义上讲，外固定架固定是一种介于内固定和传统外固定之间的一种固定方式，其有创、有固定针进入组织内穿过两侧皮质，必要时可切开直视下复位。优点是：创伤小，固定相对可靠，愈合周期比较短，不需二次手术取出内固定物，对邻近关节干扰小。缺点是：针道可能发生感染，尽管其固定物已经比其他外固定方式轻便了许多，但仍有不便，用于中上 1/3 骨折时可能影响肩关节活动。肱骨干骨折多用单边固定方式，有多种比较成熟的外固定架可供选择，治疗成功的关键在于熟悉和正确使用，而不在于外固定架本身。

（5）Ender 针固定：采用多根可屈件的髓内针——Ender 针固定，现国内少数医院的医师仍在应用。利用不同方向插针和三点固定原理，可较好地控制骨折端的旋转、成角。操作比较简单，既可顺行也可逆行打入。术前需要准备比较齐全的规格、型号，包括不同长度和直径的Ender针。切忌强行打入，否则可造成骨质劈裂和髓内针穿出髓腔。

第四节　肱骨髁上骨折

肱骨髁上骨折又名肱骨下端骨折，是指肱骨远端内外髁上方的骨折，以儿童（5～8 岁）最常见。据统计约占儿童全身骨折的 26.7%，肘部损伤的 72%。

与肱骨干相比较，髁上部处于骨疏松与骨致密交界处，后有鹰嘴窝，前有冠状窝，两窝间仅有一层极薄的骨片，承受载荷的能力较差，因此，不如肱骨干坚固，是易于发生骨折的解剖学基础。肱骨内、外两髁稍前屈，并与肱骨干纵轴形成向前30°～50°的前倾角，骨折移位可使此角发生改变（图 3-11）。肱骨滑车关节面略低于肱骨小头关节面,前臂伸直、完全旋后时,上臂与前臂纵轴呈 10°～15° 外翻的携带角,骨折移位可使携带角改变而成肘内翻或肘外翻畸形(图 3-12)。

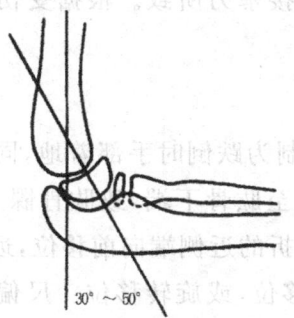

图 3-11 肱骨下端的前倾角

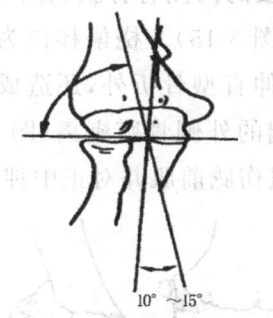

图 3-12 肱骨下端的携带角

肱动、静脉和正中神经从上臂的下段内侧逐渐转向肘窝部前侧,由肱二头肌腱膜下通过而进入前臂。桡神经通过肘窝前外方并分成深、浅两支进入前臂,深支与肱骨外髁部较接近。尺神经紧贴肱骨内上髁后方的尺神经沟进入前臂。肱骨髁上部为接近骨松质的部位,血液供应较丰富,骨折多能按期愈合(图 3-13)。

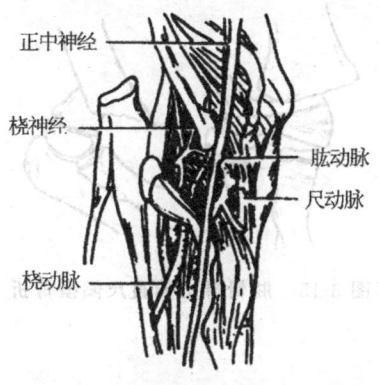

图 3-13 肘窝部的神经和血管

一、病因病机

肱骨髁上骨折多由于间接暴力所致。根据受伤机制不同,肱骨髁上骨折可分为伸直型和屈曲型两种。

(一)伸直型

此型约占95%,受伤机制为跌倒时手部着地,同时肘关节过伸及前臂旋前,地面的反作用力经前臂传导至肱骨下端,致肱骨髁上部骨折。骨折线方向由后上方至前下方斜行经过。骨折的近侧端向前移位,远侧端向后移位(图3-14),并可表现为尺偏移位,或桡偏移位,或旋转移位。尺偏移位为骨折远段向后、内方向移位。暴力作用除造成伸直型骨折外,还同时使两骨折端的内侧产生一定的压缩,或形成碎骨片,骨折近段的内侧有骨膜剥离。此类骨折内移和内翻的倾斜性较大,易发生肘内翻畸形(图3-15)。桡偏移位为骨折远端向后、外侧方移位,患肢除受上述暴力作用而致伸直型骨折外,还造成两骨折断端的外侧部分产生一定程度的压缩,骨折近段端的外侧骨膜剥离(图3-16)。伸直型肱骨髁上骨折移位严重者,骨折近侧端常损伤肱前肌并对正中神经和肱动脉造成压迫和损伤。

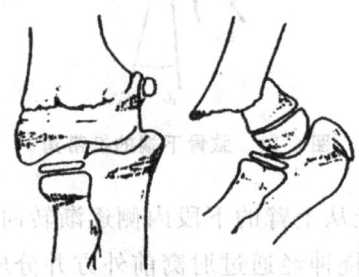

图3-14 肱骨髁上骨折伸直型

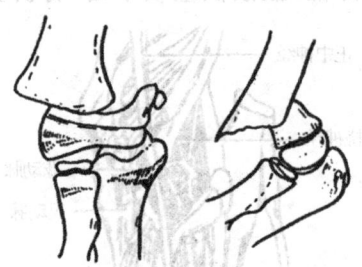

图3-15 肱骨髁上伸直尺偏型骨折

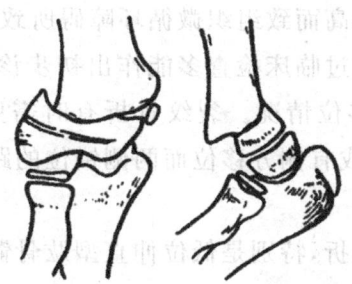

图 3-16　肱骨髁上伸直桡偏型骨折

(二)屈曲型

此型约占 5%，受伤机制是跌倒时肘关节处于屈曲位，肘后着地，外力自下向上，尺骨鹰嘴由后向前撞击肱骨髁部，使之髁上部骨折。骨折线自前上方斜向后下方，骨折远侧段向前移位，近侧段向后移位(图 3-17)。骨折远端还同时向内侧或外侧移位而形成尺偏型骨折或桡偏型骨折。

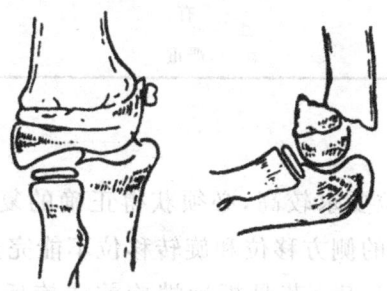

图 3-17　肱骨髁上屈曲型骨折

若上述暴力较小，可发生青枝骨折或移位不大的裂纹骨折，或呈轻度伸直型、屈曲型骨折。

二、诊断

伤后肘部弥漫性肿胀，肱骨干骺端明显压痛，或有异常活动，患肢抬举与肘关节活动因痛受限。偶见肘前皮肤有局限性紫斑。尺偏型骨折或桡偏型骨折可造成肘内翻或肘外翻畸形。骨折移位大时可使神经血管挫伤或受压，伸直型骨折容易挫伤桡神经与正中神经，屈曲型骨折易损伤尺神经。

损伤严重患者延误治疗或处理不当可出现前臂缺血症状，表现为肢痛难忍、桡动脉搏动消失、皮肤苍白、感觉异常和肌肉无力或瘫痪，即所谓"5P"征。手指伸直引起剧烈疼痛为前臂屈肌缺血早期症状，很有参考价值，但若神经缺血同时存在则此征可为阴性。急性前臂屈肌缺血常因患肢严重创伤出血，或外固定包扎过紧使筋膜间室压力升高而致组织微循环障碍所致,又称筋膜间室综合征。

肱骨髁上骨折一般通过临床检查多能作出初步诊断,肘部正侧位 X 线检查有利于了解骨折类型和移位情况。裂纹骨折有时需照斜位片才能看清楚骨折线,如果两骨折端不等宽或有侧方移位而两侧错位的距离不等,则说明骨折远端有旋转移位。

有移位的肱骨髁上骨折,特别是低位伸直型肱骨髁上骨折,骨折远端向后上方移位,肘后凸起,前臂相对变短,畸形类似肘关节后脱位,二者需鉴别(表 3-1)。

表 3-1　伸直型肱骨髁上骨折与肘关节后脱位的鉴别

鉴别要点	伸直型肱骨髁上骨折	肘关节后脱位
肿胀	严重	较轻
肘后三角	关系正常	关系紊乱
弹性固定	无	有
触诊	肘窝可触及不平的近折端	可触及光滑的肱骨下端
瘀斑及水疱	有	无
疼痛	严重	轻

三、治疗

肱骨髁上骨折的复位要求较高,必须获得正确的复位。儿童的塑形能力虽然较强,但肱骨髁上骨折的侧方移位和旋转移位不能完全依靠塑形来纠正,故侧方移位和旋转移位必须矫正。若骨折远端旋前或旋后,应首先矫正旋转移位。尺偏型骨折容易后遗肘内翻畸形,多由尺偏移位或尺侧骨皮质遭受挤压而产生塌陷嵌插,或内旋移位未获矫正所致。因此,复位时应特别注意矫正尺偏移位,尺侧倾斜嵌插,以及内旋移位,矫正尺偏移位时甚至宁可有轻度桡偏,不可有尺偏,同时使远折端呈外旋位,以防止发生肘内翻。不同类型的骨折可按下列方法进行治疗。

(一)整复固定方法

1.手法整复夹板固定

无移位的青枝骨折、裂纹骨折或有轻度前后成角移位而无侧方移位的骨折,不必整复,可选用超肘关节夹板固定 2~3 周即可;对新鲜有移位骨折,应力争在肿胀发生之前,一般伤后 4~6 小时进行早期的手法整复和小夹板外固定;对严重肿胀,皮肤出现张力性水疱或溃烂者,一般不主张手法整复,宜给予临时固定,卧床休息,抬高患肢,待肿胀消退后,争取在 1 周内进行手法整复;

对有血管、神经损伤或有缺血性肌挛缩早期症状者，在严密观察下，可行手法整复，整复后用一块后托板作临时固定，待血运好转后，再改用小夹板固定或采用牵引治疗。

（1）整复方法：患者仰卧，前臂置于中立位。采用局部麻醉或臂丛神经阻滞麻醉。两助手分别握住上臂和前臂在肘关节伸直位（伸直型）或屈曲位（屈曲型）沿者上肢的纵轴方向进行拔伸，即可矫正重叠短缩移位及成角移位。

若骨折远端旋前（或旋后），应首先矫正旋转移位，助手在拔伸下使前臂旋后（或旋前）。然后术者一手握骨折近段，另一手握骨折远段，相对横向挤压，矫正侧方移位。

最后再矫正骨折远端前、后移位。如为伸直型骨折，术者以两拇指在患肢肘后顶住骨折远段的后方，用力向前推按。其余两手第2～5指放于骨折近端的前方，并向后方按压，与此同时，助手将患肢肘关节屈曲至90°即可复位；如为屈曲型骨折，术者以两拇指在肘前方顶住骨折远段前方向后按压，两手第2～5指置于骨折近端的后方，并向前方端提，同时助手将患肢肘关节伸展到60°左右即可复位。

尺偏型骨折复位后，术者一手固定骨折部，另一手握住前臂，略伸直肘关节，并将前臂向桡侧伸展，使骨折端桡侧骨皮质嵌插并稍有桡倾，以防肘内翻发生。桡偏型骨折轻度桡偏可不予整复，以免发生肘内翻。两型骨折复位后，均应用合骨法，即在患肢远端纵轴叩击、加压，使两骨折断端嵌插，以稳定骨折端。髁上骨折有重叠、短缩移位时，复位手法以拔伸法和两点按正法为主，不宜用折顶法，以防尖锐的骨折端刺伤血管神经。

（2）固定方法：肱骨髁上骨折采用超肘夹板固定。夹板长度应上达三角肌水平，内、外侧夹板下超肘关节，前侧夹板下至肘横纹，后侧夹板至鹰嘴下。夹板固定前应根据骨折类型放置固定垫。伸直型骨折，在骨折近端前侧放一平垫，骨折远端后侧放一梯形垫。兼有尺偏型的把一塔形垫放在外髁上方，另一梯形垫放在内髁部（图3-18）。兼有桡偏型的把一塔形垫放在内髁上方，另一梯形垫放在外髁部。屈曲型骨折，在骨折近端的后方放一个梯形垫，因骨折远端的前方有肱动、静脉和正中神经经过，故只能在小夹板的末端加一层厚棉花以代替前方的平垫（图3-19），内外侧固定垫的放置方法与伸直型骨折相同。

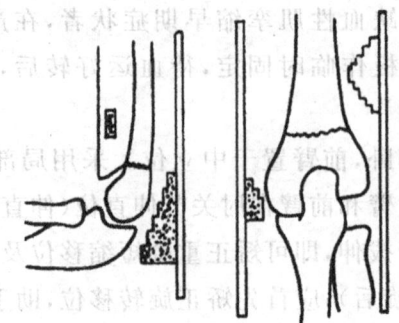

图 3-18　肱骨髁上伸直型骨折固定垫安放示意

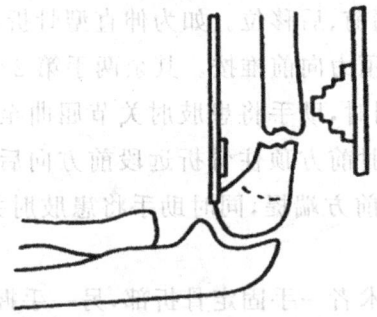

图 3-19　肱骨髁上屈曲型骨折前后加垫法

放置固定垫后,依次放好四块夹板,由助手扶持,术者扎缚固定。伸直型骨折应固定肘关节于屈曲 90°～110°位 3～4 周。屈曲型骨折应固定肘关节于屈曲 40°～60°位 2 周,而后再换夹板将肘关节改屈肘 90°位固定 1～2 周。

2.骨牵引复位固定

(1)适应证:对新鲜的有严重移位的骨折,因肿胀严重、疼痛剧烈或合并有血管、神经损伤,不宜立即进行手法整复者;或经临时固定,抬高患肢等治疗后,局部情况仍不宜施行手法复位者;或低位不稳定的肱骨髁上骨折,经手法复位失败者。

(2)方法:行患肢尺骨鹰嘴持续牵引(图 3-20)。2～3 天时肿胀可大部分消退,做 X 线检查,若骨折复位即可行小夹板外固定或上肢石膏外展架固定(图 3-21)。

3.闭合穿针内固定

(1)适应证:尺偏型或桡偏型不稳定性骨折。若合并血管神经损伤,或肿胀严重、有前臂高压症者则不宜使用。

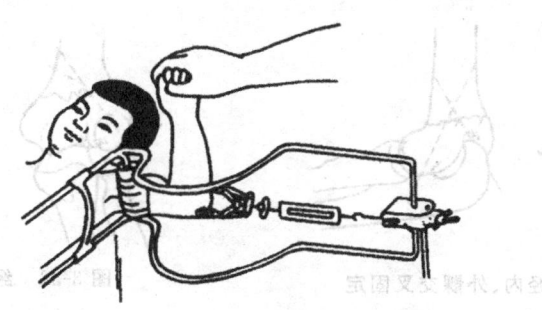

图 3-20　上肢尺骨鹰嘴牵引固定

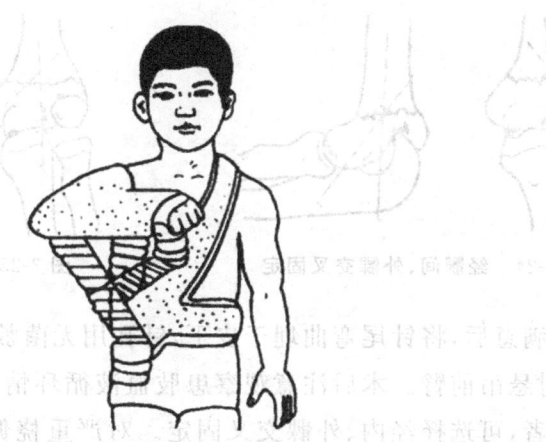

图 3-21　髁上骨折复位后外展架固定

（2）方法：手术操作在带影像 X 线监视下进行，常规无菌操作。仰卧患肢外展位，臂丛神经阻滞麻醉或全麻，两助手对抗牵引、纠正重叠畸形，术者根据错位情况，先纠正旋转、侧方移位，再纠正前后移位，而后给予穿针内固定。常用的穿针固定方法有 4 种。①经内、外髁交叉固定：用直径 2 mm 左右的克氏针于外髁的外后下经皮刺入抵住骨皮质，取 1 枚同样的克氏针从内髁的最高点（不可后滑伤及尺神经）向外上呈 45°左右进针，与第 1 枚针交叉固定（图 3-22）。②经外髁交叉固定：第 1 枚针进针及固定方法同上，第 2 枚针进针点选在距第 1 枚针周围 0.5～1 cm 处，进针后与第 1 枚针交叉穿出近折端内侧骨皮质（图 3-23）。③经髁间、外髁交叉固定：第 1 枚针从鹰嘴外缘或正对鹰嘴由下向上经髁间及远、近折段而进入近折端髓腔，维持大体对位；第 2 枚针从肱骨外髁向内上，经折端与第 1 枚针交叉固定（图 3-24）。④经髁间、内髁交叉固定：髁间之针同上，另取 1 枚针从内髁的最高处向外上呈 45°左右进针，交叉固定（图 3-25）。

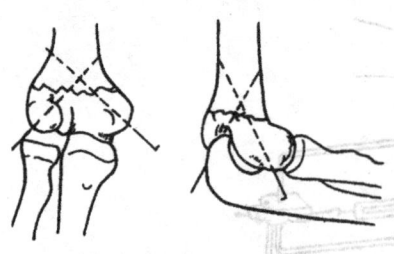

图 3-22　经内、外髁交叉固定

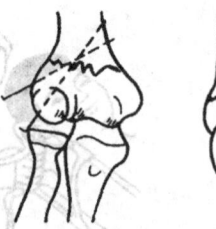

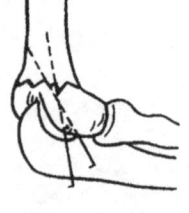

图 3-23　经外髁交叉固定

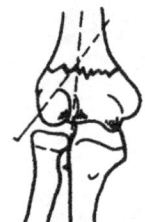

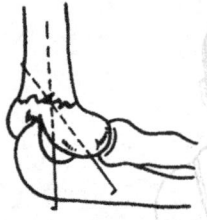

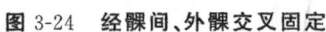

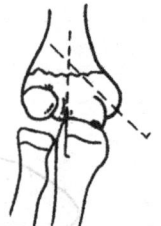

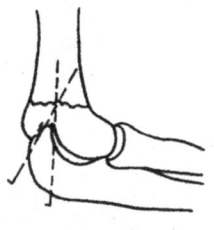

图 3-24　经髁间、外髁交叉固定

图 3-25　经髁间、内髁交叉固定

　　固定满意后,将针尾弯曲埋于皮下,针孔用无菌敷料包扎。外用小夹板辅助固定,屈肘悬吊前臂。术后注意观察患肢血液循环情况,3 周后拔钢针。对复位后较稳定者,可选择经内、外髁交叉固定。对严重桡偏型骨折,可选用经外髁交叉固定,或经髁间、外髁交叉固定。对严重尺偏移位者,可选用经髁间、内髁交叉固定。

4.切开复位内固定

　　(1)适应证:经手法复位失败者,可施行切开复位内固定。

　　(2)手术方法:臂丛麻醉,手术取外侧切口,暴露骨折端,将其复位,应用克氏针从内外侧髁进针贯穿骨折远端和近端,交叉固定,针尾埋于皮下,上肢石膏功能位固定,3~4 周拆除石膏,拔钢针后进行功能锻炼。

(二)药物治疗

　　骨折初期肿胀、疼痛较甚,治宜活血祛瘀、消肿止痛,可内服和营止痛汤加减。肿胀严重,血运障碍者加三七,丹参;并重用祛瘀、利水、消肿药物,如茅根、泽兰之类。外敷跌打万花油或双柏散。如局部有水疱,可在刺破或穿刺抽液后,再外敷跌打万花油。中期宜和营生新、接骨续损,可内服续骨活血汤,合并神经损伤者应加补气活血、通经活络之品,如黄芪、地龙、威灵仙等。后期宜补气血、养肝肾、壮筋骨,可内服补肾壮筋汤。解除夹板固定后,用舒筋活络,通利关节的中药熏洗。

(三)功能康复

肱骨髁上骨折一经整复和小夹板固定后,即可进行功能锻炼。早期多做握拳、腕关节屈伸活动,在7~10天不做肘关节的屈伸活动。中期(2周后)除做早期锻炼外,可加做肘关节的屈伸活动和前臂的旋转活动;如为上臂超肘小夹板固定,可截除前、后侧夹板的肘关节以下部分,便于练功。但须注意,屈曲型骨折肘关节不能做过度屈曲活动,伸直型骨折不能做肘关节过度伸展活动,以防止骨折端承受不利的剪力,影响骨折愈合。后期骨折临床愈合后,解除外固定,并积极主动锻炼肘关节屈伸活动,严禁暴力被动活动,以免发生损伤性骨化,影响肘关节活动功能。

四、并发症的处理

(一)肘内翻

肘内翻是常见的并发症,肘内翻发生的原因有如下几种:①骨折时损伤了肘部骨骺,生长不平衡,认为是外上髁和肱骨小头骨骺受到刺激所致,外髁生长速度增加而产生畸形;在生长发育过程中,无移位的骨折亦会导致携带角改变;②尺偏移位致两骨折端的内侧被挤压塌陷或形成碎骨片而缺损,虽经整复固定,而尺偏移位倾向存在,从而导致迟发性尺偏移位;③骨折远端沿上臂纵轴内旋,导致骨折远端骑跨于骨折近端,再加骨折远端的肢体重力,肌肉牵拉和患肢悬吊于胸前时的内旋影响,使骨折的远端产生内倾内旋运动而导致肘内翻的发生;④正位X线片示骨折线由内上斜向外下,复位时常易将骨折远段推向尺侧,导致尺偏移位。

肘内翻畸形以尺偏移位者发生率高,多发生在骨折后3个月内,可采取下列预防措施:①力争一次复位成功,注意保持两骨折端内外侧骨皮质的完整;②闭合复位后肢体应固定于有利骨折稳定位置,伸直尺偏型骨折应固定在前臂充分旋后和锐角屈肘位;③通过手法过度复位使内侧骨膜断裂,消除不利复位因素;④不稳定骨折或肢肿严重不容许锐角屈肘固定者,骨折复位后应经皮穿针固定,否则牵引治疗;⑤切开复位务必恢复骨折正常对线,携带角宁可过大,莫取不足,内固定要稳固可靠。

轻度肘内翻无须处理,肘内翻>15°畸形明显者可行髁上截骨矫正。通常用闭合式楔形截骨方法,从外侧切除一楔形骨块。

手术取外侧入路,在肱三头肌外缘切开骨膜,向前后适当剥离显露干骺端,按设计截骨。保留内侧楔尖皮质及皮质下薄层骨松质并修理使具有适度可塑性,缓缓闭合截骨间隙使远近截骨面对合,检查携带角是否符合要求,肘有无过伸或屈曲畸形,然后用两枚克氏针固定,闭合切口前拍正侧位片观察。术后长臂前后石膏托固定,卧床休息1~2周,然后下地活动,以免石膏下滑使携带角减小。

(二)Volkmanns 缺血挛缩

该病为髁上骨折最严重的并发症,可原发于骨折或并发血管损伤病例,发病常与处理不当有关。出血和组织肿胀可使筋膜间室压力升高,外固定包扎过紧和屈肘角度太大致使间室容积减小或无法扩张是诱发本病至关因素,由于间室内压过高直接阻断组织微循环,或刺激压力感受器引起反射性血管痉挛而出现肌肉神经缺血症状,故又称间室综合征。

前臂屈肌缺血症状多在伤后或骨折复位固定后24~48小时出现,此期间宜住院密切观察,尤其骨折严重移位病例。门诊患者应常规交代注意事项,预6~12小时返诊复查血运。

间室综合征出现是肌肉缺血挛缩的先兆,主要表现肢痛难忍,皮温低,前臂掌侧间室严重压痛和高张力感,继而手指感觉减退,屈肌力量减弱,脉搏可存在。一旦出现以上症状应紧急处理:去除所有外固定,伸直肘关节,观察30~60分钟无好转。使用带灯芯导管测量间室压力,临界压力为4.0 kPa(30 mmHg),压力高于此值或高于健侧应考虑手术减压。无条件测压者亦可根据临床症状作出减压决定,同时探查血管,为争取时间术前不必常规造影,有必要时可在术中进行。

单纯脉搏消失而肢体无缺血症状者,可能已有充足的侧支循环代偿,无须手术处理,只需密切观察。大多数患者脉搏可逐渐恢复。

(三)神经损伤

肱骨髁上骨折并发神经损伤比较常见,发生率5%~19%。大多数损伤为神经传导功能障碍或轴索中断,数天或数月内可自然恢复,神经断裂很少见。移位严重的骨折闭合复位有误伤神经血管危险,或使原有神经损伤加重,恢复时间延长和因瘢痕增生而致失去自然恢复机会。因此,许多学者对合并神经损伤的肱骨髁上骨折主张切开复位治疗。

神经损伤的早期处理主要为支持疗法,被动活动关节并保持自由活动。伤后2个月后临床与肌电图检查皆无恢复迹象应考虑手术探查松解。

第五节　肱骨外上髁骨折

肱骨外上髁骨折是常见的儿童肘部骨折之一,是外髁骨骺分离,并且是关节内骨折。骨折块大部分由软骨组成,患者年龄越小,则软骨越多。在 X 线片显示仅为肱骨外髁的骨骺化骨中心与干骺端骨折片,而软骨不显影。实际上骨折块相当大,几乎等于肱骨下端骨骺的一半,故在临床上对骨折块的大小要给予充分的估计。对这种骨折处理不当,常发生骨不连、肘外翻畸形、迟发性尺神经损伤及上下尺桡关节不稳等,造成肘关节功能障碍。

一、损伤机制

肱骨外上髁骨折多由间接暴力所致,跌倒时手部先着地,前臂多处于旋前,肘关节稍屈曲位,大部分外力沿桡骨传至桡骨头,再撞击肱骨外髁而发生骨折。当多合并肘外翻应力,伸肌牵拉等因素造成骨折时,骨折线由外髁上部斜向下内达滑车桡侧部。骨块常包括桡侧干骺端骨片,肱骨小头骨骺,骨折块也常因在损伤时尺骨冠状突撞击滑车,致使骨折块包含有滑车的外侧部。由于肘关节致伤的瞬间所处的位置不同,骨折线由内下向外上、后延伸,骨折块可包括肱骨外上髁骨骺、肱骨小头骨骺、滑车外侧部及属于肱骨小头之上的一部分干骺端。

二、损伤类型

肱骨外上髁骨折多由间接复合外力造成,可因外力方向、前臂旋转及内收牵拉而产生不同的类型。根据骨折后骨折块移位情况,分为 4 型。

(一) Ⅰ 型

骨折无移位。从桡骨传来的暴力冲击肱骨小头,造成肱骨外上髁骨折,由于暴力较小,骨折未移位,骨膜未撕裂。X 线正位片可见肱骨外髁部干骺端有骨折线,而骨折无移位,侧位片无异常或见无移位裂缝骨折。

(二) Ⅱ 型

骨折块向侧方、前方或后方移位,但无旋转。骨折端间隙增大轻度移位者,骨膜部分撕裂;重度移位者,完全撕裂,复位后骨块不稳定,在固定中可发生再移位。X 线正位片可见肱骨外上髁骨折块向桡侧移位,侧位片骨折块向前、后侧移位或无移位。

(三)Ⅲ型

骨折块向侧方、前方或后方移位，并且有旋转。由于局部深筋膜、骨膜完全断裂，加之前臂伸肌的牵拉，骨折块纵轴向外旋转移位可达 $90°\sim180°$；在横轴上也可发生向前或向后的不同程度的旋转。肱尺关节无变化。X线正位片可见肱骨外上髁骨折块向桡侧移位，侧位片骨折块向前、后侧移位的同时两骨折面大小不等。

(四)Ⅳ型

肱骨外髁骨骺骨折块可侧方移位、旋转移位，同时肘关节可向桡侧、尺侧及后方脱位。关节囊及侧副韧带撕裂，肘部软组织损伤严重。X线正位片可见肱骨外上髁骨折块翻转移位，同时伴有向桡侧的移位，侧位片骨折块翻转移位的同时伴有向前、后侧移位，如两骨折面大小不等，则考虑伴有旋转移位。

三、临床表现

肱骨外上髁骨折后，肘关节肿胀，以外侧为明显，并逐渐扩散，可以扩散至整个关节。骨折脱位型之肿胀最为严重。肘外侧出现瘀斑，逐渐扩散可达腕部。伤后 2～3 天皮肤出现水疱。肘部疼痛，肘关节呈半屈状。肘外侧明显压痛，甚至可发生肱骨下端周围压痛。移位型骨折，可能伤及骨擦音及活动骨块。可发生肘外翻畸形，肘部增宽，肘后三点关系改变，肘关节活动丧失。被动活动时疼痛加重，旋转功能一般不受限。

X线片显示肱骨小头的骨折线多超过骨化中心的1/2，或不通过肱骨小头骨化中心，而通过肱骨小头与滑车间沟。通常在干骺端处有一骨折线，骨折块可向外侧移位。骨折脱位型者，正位片显示骨折块连同尺桡骨可向桡侧或尺侧移位，侧位片上可向后侧移位，偶可见向前移位者。

四、诊断与鉴别诊断

外伤史，伤后肘部疼痛，肿胀，肘呈半屈曲位。肘外侧局限性或广泛压痛，有骨擦感，成人X线可清楚显示骨折线及骨折块，对移位的判断也比较容易。儿童期肘部的骨化中心出现和闭合时间差别很大，在 X 线表现仅是外髁骨化中心移位，诊断时必须加以注意。

因儿童骨骺骨化不全，特别是 2 岁以下的幼儿，应注意与肱骨下端全骺分离及肱骨小头骨骺分离相鉴别：肱骨下端全骺分离，表现为肘关节普遍肿胀，及周围性压痛，外形类似肱骨髁上骨折或肘关节后脱位，但肘后三角关系正常；只有伴脱位的肱骨外上髁骨折其三角关系方失常。

五、治疗

肱骨外上髁骨折属于肘关节内骨折。骨折后发生创伤性关节炎多在 15～20 年的远期出现。所以无论采用何种方法治疗,应该要达到解剖复位或近似解剖复位,否则最终必将发生肘关节畸形和创伤性关节炎而导致关节功能障碍。

(一)手法复位

1. Ⅰ型骨折(无移位骨折型)

无移位的肱骨外上髁骨折,应用上肢石膏托固定,伤肢肘关节屈曲 90°,前臂略旋后位,固定 4 周后拆除石膏,进行肘关节伸屈运动和前臂旋转活动功能锻炼。

2. Ⅱ型骨折(侧方移位骨折型)

应首选闭合复位。通常采用局麻或臂丛麻醉,肘伸直,内翻位使外侧间隙加大,前臂旋后、腕部伸直位,使伸肌群放松,用拇指推移骨折块。如果骨折块向外后方移位,拇指将骨块向前内侧推移使之复位。X 线检查证实已复位者,可用长臂后石膏托或夹板固定 4～6 周,固定时间依据复位后稳定情况,取伸肘或屈肘位及前臂旋后位。

3. Ⅲ型骨折(旋转移位骨折型)

采用闭合复位。要结合 X 线片摸清骨折块的方位,使肘关节处于内翻、前臂旋后位。术者一手拇指扣压肱骨外上髁骨折块,其他 4 指拖住肘关节尺侧,另一手握住伤肢腕部,屈肘 90°,使伤肘内翻,增大外侧间隙,用手指矫正旋转移位的骨折块,推入关节内,再向肘关节间隙按压,使骨折块的骨折面对合近侧骨折面,再将肘关节外翻促使骨折块复位。固定方法及时间,同侧方移位型。若复位确已成功,则可扪及肱骨外髁骨嵴平整,拇指压住骨折块进行活动时,肘关节屈伸活动良好,且无响声。

4. Ⅳ型骨折(骨折脱位型)

肘关节脱位合并肱骨外上髁骨折时,因牵引会使骨折块翻转,故禁止牵引。术者一手拇指扣压肱骨外上髁骨折块,其他 4 指拖住肘关节尺侧,术者另一手握伤肢腕部,先将肘关节外翻,用力推压肱骨外上髁骨折块及桡骨小头,同时挤压肱骨下端尺侧,肘关节脱位即可复位,骨折块也通常随之复位,使骨折转为Ⅰ型骨折或Ⅱ型骨折。如果手法不正确,复位时用力不当,骨骺骨折块可能发生旋转,变为Ⅲ型骨折,此时按Ⅲ型骨折复位。复位后,上肢用石膏固定,在石膏定型之前,于肱骨外髁部加压塑性,以增强骨折复位的稳定度。

(二)手术治疗

肱骨外上髁骨折是一种关节内部而且又累及骨骺的骨折。为恢复骨关节形态功能,减少骨关节的生长及活动障碍,其最适宜的处理方法应该是手术切开使其完全解剖复位,然后稳定内固定。内固定主要有克氏针固定、松质骨螺钉固定及粗丝线缝合固定等。

1.适应证

适应证包括:①Ⅲ型骨折严重移位或旋转移位;②局部明显肿胀,影响手法复位或手法复位失败者;③某些陈旧性移位骨折。

2.手术操作

臂丛或全身麻醉,取肘外侧切口,切开皮肤和皮下组织,即能暴露骨折部,清除关节内血肿,辨明骨折块翻转移位的方向和移位的程度,然后拨动外髁骨折块,并使其复位,必须注意肱骨近侧骨折面,有半个滑车,骨折块尾端要和滑车对位。复位后,用电钻在肱骨下端桡侧缘于骨折外侧各钻一骨孔,贯穿 10 号丝线,收缩结扎丝线时,要保持骨折块对位稳定。结扎稳定后,轻轻活动肘关节,了解其稳定性。如果不满意,可在该缝合部的前、后各加强固定一针。逐层缝合切口,肘关节屈曲 90°,前臂中立位石膏固定。4 周后拆除石膏,行肘关节屈曲运动、前臂旋转功能锻炼。

本法与螺丝钉或克氏针内固定比较,具有下列优点:①操作简单,容易掌握;②术中对骨骺很少加重损伤;③术中不需要剥离软组织,可保留骨骺的部分血液供应;④能较稳定维持复位的位置,并对抗伸肌拉力。克氏针固定无此作用,会移位;⑤此种方法,可避免再次手术拔取金属内固定。

另一种内固定采用克氏针,将骨折块复位后交叉穿入 2 枚克氏针,将骨折块固定,克氏针尾端露于皮外,术后石膏固定 3 周,3 周后拔除克氏针,石膏继续固定 2～3 周。也可在外上髁下横穿松质骨螺丝钉固定,术后用石膏托固定 4 周,除去石膏,开始活动肘关节。

陈旧性肱骨外上髁骨折,移位不严重,预计不造成肘部形态和功能障碍者,一般不主张手术治疗。在 3 个月以内,骨折有明显移位、不愈合者,采用切开复位内固定治疗。

六、并发症

（一）骨不连合并肘外翻畸形

其原因是损伤使关节软骨翻转，无法和骨折面愈合，肱骨远端桡侧骨骺软骨板损伤，导致早期闭合，致使肱骨远端发育不均衡造成肘外翻。外翻明显者，可行截骨矫正。

（二）迟发性尺神经炎或麻痹

由于肘外翻畸形的牵拉，或尺骨鹰嘴对尺神经的撞击，均可导致尺神经炎，发现后应及早行尺神经前置手术，以免导致麻痹。

（三）肱骨下端鱼尾样改变

绝大多数病例骨折愈合后，X线片上显示肱骨下端呈"鱼尾"状畸形。原因是滑车骨折块部分软骨损伤后的营养发生障碍，导致缺血性坏死。这种X线畸形改变并不影响关节功能，故临床意义不大。

第六节 肘关节脱位

肘关节脱位是肘部最常见的损伤，在全身各大关节脱位中占1/2左右，居第1位，多发生于青少年，儿童和老年人少见，多为间接暴力所致。按脱位的方向，可分为前脱位、后脱位两种，后脱位最为常见，前脱位甚少见。

一、创伤机制

肘关节由肱桡关节、肱尺关节和上尺桡关节所组成。这3个关节共包在一个关节囊内，有一个共同的关节腔。肘关节从整体上来说，以肱尺部为主，与肱桡部、上尺桡部协调运动，使肘关节做屈伸动作。构成肘关节的肱骨下端呈内外宽厚，前后扁薄状，其两侧的纤维层则增厚而形成桡侧副韧带和尺侧副韧带，关节囊的前后壁薄弱而松弛。由于尺骨冠状突较鹰嘴突低，所以对抗尺骨向后移位的能力较对抗前移位的能力差，常易导致肘关节向后脱位。

肘关节脱位主要由间接暴力所造成，由于暴力的传导和杠杆的作用而产生不同的脱位形式。患者跌倒时，肘关节伸直前臂旋后位手掌触地，外力沿尺骨纵轴上传，使肘关节过度后伸，以致鹰嘴尖端急骤撞击肱骨下端的鹰嘴窝，在肱尺关节处形成杠杆作用,使止于喙突上的肱前肌及肘关节囊的前壁被撕裂,肱骨下端前移位,尺骨喙突和桡骨头同时滑向肘后方形成肘关节后脱位。由于环状韧带和骨间膜将尺桡骨比较牢靠地夹缚在一起,所以脱位时尺桡骨多同时向背侧移位。由于暴力作用不同,尺骨鹰嘴和桡骨头除向后移位外,有时还可以向桡侧或尺侧移位,形成肘关节侧方移位。向桡侧移位又可称为肘外侧脱位,向尺侧移位称为肘关节内侧脱位。

若屈肘位跌倒,肘尖触地,暴力由后向前,可将尺骨鹰嘴推移至肱骨的前方,成为肘关节前脱位,多并发鹰嘴骨折,偶尔可出现肘关节分离脱位,因肱骨下端脱位后插入尺桡骨中间,使尺桡骨分离。脱位时肘窝部和肱三头肌腱被剥离,骨膜、韧带、关节囊被撕裂,以致在肘窝形成血肿,该血肿容易发生骨化,成为整复的最大障碍,或影响复位后肘关节的活动功能。另外,肘关节脱位可合并肱骨内上髁骨折,有的还夹入关节内而影响复位,若忽视将会造成不良的后果。移位严重的肘关节脱位,可能损伤血管与神经,应予以注意。

二、诊断

(一)肘关节后脱位

肘关节肿胀、疼痛、压痛。肘关节呈靴样畸形,尺骨鹰嘴向后突出,肘后关系失常,鹰嘴上方凹陷或有空虚感。肘窝可能触及扁圆形光滑的肱骨下端,肘关节后外侧可触及脱出的桡骨小头。肘关节呈屈曲位弹性固定,肘关节功能障碍。

X线正位见尺桡骨近端与肱骨远端相重叠,侧位见尺桡骨近端脱出于肱骨远端后侧,有时可见喙突骨折。

(二)肘关节前脱位

肘关节肿胀,疼痛,肘后部空虚,肘后三点关系失常,前臂较健侧变长,肘前可触及尺骨鹰嘴,前臂有不同程度的旋前或旋后。

X线侧位可见尺骨鹰嘴突出于肘前方,或合并尺骨鹰嘴骨折,尺桡骨上段向肘前方移位。

(三)肘关节侧方脱位

肘关节内侧或外侧副韧带、关节囊和软组织损伤严重,肘部内外径增宽。内侧脱位时肱骨外髁明显凸出,尺骨鹰嘴和桡骨小头向内侧移位;外侧脱位时,前臂呈旋前位,肱骨内髁明显突出,尺骨鹰嘴位于外髁外方,桡骨头突出。肘部呈严重的内翻或外翻畸形。X线可见外侧脱位尺骨半月切迹与外髁相接触,桡骨头移向肱骨头外侧,桡骨纵轴移向前方,前臂处于旋前位。内侧脱位时,尺骨鹰嘴、桡骨小头位于肱骨内髁内侧。

三、治疗

新鲜肘关节脱位一般采用手法复位,固定3周后去除外固定做功能锻炼。合并血管神经损伤者早期应密切观察,必要时行手术探查。对于陈旧性肘关节脱位,经手法整复失败者,可采用切开复位术。

(一)手法复位外固定

1.新鲜肘关节脱位

(1)肘关节后脱位:助手用双手握患肢上臂,术者用一手握住患肢腕部,另一手握持肘关节,在对抗牵引的同时,握持肘关节前方的拇指,扣住肱骨下端,向后上方用力推按,置于肘后鹰嘴部位的其余手指,向前下方用力端托,在持续加大牵引力量后,当听到或触诊到关节复位弹响感觉时,使肘关节逐渐屈曲90°~135°,复位即告成功。肘关节恢复无阻力的被动屈伸活动,其后用三角巾悬吊前臂或长臂石膏托在功能位制动2~3周。

(2)肘关节前脱位:应遵循从哪个方向脱出,还从哪个方向复回的原则。如鹰嘴是从内向前脱位,复位时由前向内复位。术者一手握住肘部,另一手握住腕部,稍加牵引,保持患肢前臂旋内同时在前臂上段向后加压,听到复位的响声,即为复位。再将肘关节被动活动2~3次,无障碍时,将肘关节屈曲135°用小夹板或石膏固定3周。合并有鹰嘴骨折的肘关节脱位,复位时前臂不需牵引,只需将尺桡骨上段向后加压,即可复位。复位后不做肘关节屈伸活动试验,以免导致骨折再移位,将肘关节保持伸直位或过伸位,此时尺骨鹰嘴近端向远端挤压,放上加压垫,用小夹板或石膏托固定4周。

(3)肘关节侧方脱位:术者双手握住肘关节,以双手拇指和其他手指使肱骨下端和尺桡骨近端向对方向移动即可使其复位。伸肘位固定3周后进行功能锻炼。

2.陈旧性肘关节脱位

复位前,应先拍X线片排除骨折、骨化性肌炎,明确脱位类型、程度、方向及骨质疏松等情况。行尺骨鹰嘴骨牵引,重量6~8 kg,时间约1周。肘部、上臂行推拿按摩,并中药熏洗,使粘连、挛缩得到松解。在臂丛麻醉下,解除骨牵引,进行上臂、肘部按摩活动,慢慢行肘关节屈伸摇摆、内外旋转活动,范围由小到大,力量由轻到重,然后在助手上下分别牵引下,重复以上按摩舒筋手法,这样互相交替,直到肘关节周围的纤维粘连和瘢痕组织以及肱二、三头肌得到充分松解,伸展延长,方可进行整复。患者取坐位或卧位,上臂和腕部分别由两名助手握持,作缓慢强力对抗牵引,术者两手拇指顶压尺骨鹰嘴突,余手指环握肱骨下端,肘关节稍过伸,当尺骨鹰嘴和桡骨头牵引至肱骨滑车和外髁下时,缓缓屈曲肘关节,若能屈肘90°以上,即为复位成功。此时鹰嘴后突畸形消失,肘后三角关系正常,肘关节外形恢复。复位成功后,将肘关节在90°~135°范围内反复屈伸3~5次,以便解除软组织卡压于关节间隙中,再按摩上臂、前臂肌肉,旋转前臂及屈伸腕、掌、指关节,以理顺筋骨,行气活血。然后将肘关节屈曲90°位以上,用石膏托或绷带固定2周,去除固定后,改用三角巾悬吊1周。

(二)切开复位外固定

对于陈旧性肘关节脱位手法复位不成功者及骨化性肌炎明显者,可采用切开复位及关节切除术,术后肘关节功能改善比较满意。手术一般取肘正中切口,分离出尺神经加以保护,将肱三头肌肌腱作舌状切开并翻向远端,行骨膜下剥离松解肱骨下端,清除关节内瘢痕组织,进行复位。如不稳定可用克氏针将鹰嘴与肱骨髁固定,放置引流条,固定3周后进行肘关节功能锻炼。若脱位时间较长,关节软骨已变性剥脱,已不能行切开复位术。取肘后方切口,将肱骨远端由内外上髁水平切除或保留两上髁而将其间的滑车和外髁的内侧部切除,呈鱼尾状,适当修正尺骨鹰嘴使其形状与肱骨下端相对应并切除桡骨头。彻底止血,将肘关节屈曲90°~100°位置,于内外髁上缘打入2枚克氏针,术后石膏托固定,2周后拔除克氏针,4周后进行功能锻炼。

(三)药物治疗

早期多为瘀血阻络,治以活血祛瘀、消肿止痛。中期为气血留滞,治以行气活血,舒筋通络。后期为肝肾不足,治以补益肝肾,壮骨强筋。外敷用活血散或消瘀散等,每隔1~3天换药一次,肿胀消退后改用外洗药方,至功能恢复。

第七节　桡骨头半脱位

桡骨头半脱位也叫牵拉肘,是发生在小儿外伤中最为常见的损伤之一。常见发病年龄为1~4岁,其中2~3岁最为多见。也可偶见于学龄前儿童,甚至小学生。

一、病因病机

常由于大人牵着患儿走路，上台阶时在跌倒瞬间猛然拉住患儿手致伤；或从床上拉起患儿，拉胳膊伸袖穿衣；或抓住患儿双手转圈玩耍等原因，患儿肘关节处于伸直，前臂旋前位突然受到牵拉而致。

目前有关本病的发病机制仍未得到明确的统一认识，过去认为小儿桡骨头发育不完全，桡骨头的周径比桡骨颈部的周径小，环状韧带松弛，不能牢固保持桡骨头的位置，当受到牵拉时，桡骨头自环状韧带下滑脱，致使环状韧带嵌在肱桡关节间。但近年来有些学者通过尸检发现婴幼儿桡骨头的周径反而比桡骨颈的周径大，而且桡骨头也并非圆形而是椭圆形，矢状面直径比冠状面大，当伸肘、前臂旋前位牵拉肘关节时，环状韧带远侧缘附着在桡骨颈骨膜处发生横断撕裂，此时桡骨头直径短的部分转到前后位，所以桡骨头便自环状韧带的撕裂处脱出，致使环状韧带嵌在肱桡关节间（图 3-26）。因环状韧带滑脱不超过桡骨头的一半，故一般很容易复位。总之，有关本病的发病机制尚需进一步探讨和研究。

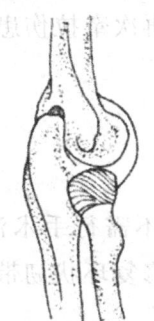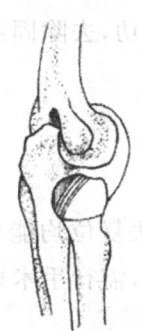

A.环状韧带正常解剖关系　　B.肘受到牵拉后，环状韧带远端附着处撕裂，桡骨头部分脱出，环状韧带剥离部滑进肱桡关系

图 3-26　牵拉肘的创伤解剖

二、临床表现与诊断

患儿受牵拉伤后，疼痛哭闹，拒绝使用患肢，前臂常处于旋前，肘关节半屈曲位。上肢不敢上举，肘不敢屈曲。桡骨头部位可有压痛，但无明显红肿。肘关节屈伸稍受限，但前臂旋后明显受限。X 线片显示正常。结合有牵拉外伤史而不是跌打摔伤即可考虑为本病。有时在临床检查及拍片过程中，不知不觉已经复位。

三、治疗

(一)非手术治疗

1.复位

以右侧为例,术者右手握住患儿前臂及腕部,左手拇指放于桡骨头外侧,先轻轻牵引,然后将前臂旋后屈肘,当桡骨头复位时可感觉到弹响,此时疼痛立即消除,患儿即刻停止哭闹,并能屈肘上举,开始使用患肢拿东西。若不能复位,术者左手握住患儿肘部,拇指放于桡骨头内侧,先轻轻牵引,然后右手将前臂旋前,同时左手拇指向外侧推压桡骨头即可复位。有时桡骨头脱位时间长、复位后需经过一段时间之后症状才能消除。

2.固定

复位后无须特殊外固定,简单用三角巾悬吊患肢于屈肘功能位1周即可。另外应嘱咐家长避免再牵拉伤患肢。若反复多次发生脱位时,复位后患肢应适当用石膏托制动2周左右。

3.练功方法

固定期间无须特殊练功,去除固定后应避免再次牵拉伤患肢。

4.药物治疗

无须药物治疗。

(二)手术治疗

无特殊情况,闭合手法复位均能获得成功而不需行手术治疗。但对年龄较大的患儿用手法复位失败,需行手术切开复位并修复环状韧带。

四、合并症

本病复位后,除未予制动而且多次受到牵拉易导致习惯性桡骨头半脱位外,一般无其他合并症发生。

第四章　下肢损伤

第一节　股骨头坏死

股骨头坏死(ONFH)又称为缺血性坏死(AVN)或无菌性坏死(ASN)，是造成青壮年髋关节残疾最常见的原因之一。根据其诱发因素，可分为创伤性 ONFH 和非创伤性 ONFH。即使是无症状的 ONFH，自然病程研究揭示约 60％最终会进展为影像学上的股骨头塌陷、髋关节骨性关节炎，临床表现从髋关节疼痛、活动受限到严重的行走能力丧失。塌陷是股骨头软骨下骨力学属性失败的最重要特征，是传统意义上决定 ONFH 治疗方案最重要的因素。一般来说，青壮年塌陷前期的 ONFH 具有保髋指征，而塌陷后的患者则应行人工髋关节置换术。

一、保髋的适应证和个体化原则

ONFH 保髋治疗的目的是缓解疼痛、重建髋关节功能，避免或延迟进行人工髋关节置换术。因而，ONFH 保髋治疗的适应证是相对的，主要体现在两个方面：①早期的 ONFH 更适宜保髋治疗；②年轻的患者尤其是青少年更适宜保髋治疗。当 ONFH 范围非常广泛，或风险因素持续存在(如持续大剂量激素治疗)或患者预期寿命较短时，须综合考虑患者的个体化因素，全面评价"保髋"和"换髋"的优缺点后，采取正确的治疗措施。

二、手术保髋策略

(一)CD

CD 较早地被应用于 ONFH 的保髋治疗，目前仍然是治疗 Ficat Ⅰ期和

Steinberg Ⅰ/Ⅱ期 ONFH 的金标准。对于进展期 ONFH,若减压孔径较大,可能会损害股骨头力学支撑结构,造成医源性塌陷,故而近年来又发展成为多枚小孔径股骨头减压术。对于进展期 ONFH,CD 术目前已很少单独使用,可联合植骨术等进行治疗。

(二)前体细胞植入技术

通过体外定位技术,建立骨隧道至坏死病灶,行坏死病灶清除后,植入自体来源的前体细胞(常用骨髓抽取物、骨髓来源的单个核细胞和体外培养的骨髓间充质干细胞等)可补充股骨头内有活力细胞的数量,其进一步分化成为骨细胞可达到骨坏死修复的结果。进行前体细胞植入技术治疗特定的疾病,需要获得监管部门的许可。目前在欧洲多国已有长期的随访报道,我国也有散在报道。前体细胞治疗 ONFH 需关注以下几个问题:①如何提升细胞治疗效率;②规范体外扩增或诱导分化细胞技术;③关注前体细胞植入技术可能诱发产生的严重并发症。

(三)非结构性植骨术

非结构性植骨术是广义概念,植入的材料可包含自体松质骨、同种异体骨、DBM、骨替代物如磷酸钙以及含细胞因子(如 BMP-2)的植入材料等。植骨不仅可以填充坏死病灶清理后的空腔,还能临时性担任软骨下的支撑结构,通过骨诱导或者骨形成等方式,促进新骨生成。非结构性植骨技术可广泛地应用于 Ficat Ⅰ/Ⅱ期和 Steinberg Ⅰ/Ⅱ/Ⅲ期 ONFH,对于有轻微塌陷、尚未累及髋臼的患者,该植骨术可支撑复位后的塌陷病灶。非结构性植骨技术既可单独应用,也可与其他治疗方法联合应用。

(四)不带血管的骨移植术

已有的研究多为不带血管的腓骨移植术,不带血管的腓骨获取简易,通过建立骨隧道,在坏死病灶清除之后,腓骨可以对坏死部位提供有力的支撑,恢复其力学稳定性。但由于腓骨无血运,与受区的相互愈合存在一定风险。已有研究证实,不带血管腓骨移植治疗 ONFH 的疗效不如带血管的腓骨移植。在没有显微等先进技术的地区,其可以用于 Steinberg Ⅰ/Ⅱ/Ⅲ期 ONFH。

(五)带血管蒂或肌蒂的骨瓣转移术

髋部血运丰富,通过将原本不是股骨头血供来源的血管或肌蒂骨瓣转运至坏死病灶,可以改善股骨头内循环,促进骨生成。但其没有力学支撑作用,且由于转运的骨量较少需联合植骨术同时进行。大转子骨瓣和髂骨瓣是最常采用的骨瓣,缝匠肌、股直肌、股方肌等均可作为肌蒂,而最常采用的血管是旋股外侧动脉和旋髂深动脉。其技术优势是无须行血管吻合。

(六)吻合血管游离骨移植术

吻合血管游离骨移植术多指吻合血管的游离腓骨术(FVFG),国际上采用的术式主要以杜克大学 Urbaniak JR 和上海市第六人民医院张长青倡导的技术为主。吻合血管的游离腓骨技术,不仅可以提供 ONFH 部位有力的力学支撑,预防股骨头塌陷,还可改善股骨头内循环、提供有活力的骨形成细胞,达到骨诱导和骨发生的作用。迄今为止,唯有带血管的游离腓骨技术可以从根本上针对 ONFH 发展的病理机制,预防疾病进展。对于 Ficat I/II 期或 Steinberg I/II/III 期股骨头尚未塌陷时,FVFG 治疗的患者经 10 年以上随访,自体髋关节保留率可超过 80%。对于青少年 ONFH,即使已发生塌陷,也可尝试采用 FVFG 技术进行保髋治疗。腓骨供区的并发症发生率较低,但也需引起重视。FVFG 对显微外科技术要求较高,目前只在国内外少数几家治疗机构进行。

(七)髋部截骨术

髋部截骨术多指 1978 年日本学者 Sugioka 创建的经转子旋转截骨术(TRO),适用于日本 ONFH 研究标准 III 期之内,对于 I-C 和 II 期,Lauenstein 位摄片的健康股骨头面积不少于 36%。通过在髋部截骨,将健康的股骨头旋转至髋关节负重区,同时将坏死区移出负重区,故该技术并未改变 ONFH 的病理过程。来自日本的研究结果显示,TRO 能够缓解髋部疼痛、改善患髋功能,是青壮年保髋的有效方法之一。髋部内外翻截骨以及骨盆 Ganz 截骨术应用于保髋治疗也有少数报道,但其长期治疗结果和手术适应证仍需进一步明确。

第二节　股骨颈骨折

股骨颈骨折占股骨近端骨折的 53%,其中无移位(包括嵌插性骨折)骨折占 33%,有移位骨折占 67%。股骨颈骨折存在的问题:①骨折不愈合;②股骨头缺血坏死。近年来由于内固定技术的进步,骨折不愈合率大大降低,但股骨头缺血坏死率仍无改善。

一、股骨颈骨折分型

股骨颈骨折分型可归纳为 4 类：①根据骨折的解剖部位；②根据骨折线的方向（Pauwels 分型）；③根据骨折移位的程度（Garden 分型）；④AO 分型。

（一）解剖部位分型

将股骨颈骨折分为头下型、经颈型和基底型三型。骨折位置越接近股骨头，缺血坏死发生率越高。但各型的 X 线表现受投照角度影响很大，影响临床实际的准确评估。目前此类分型已很少应用。

（二）骨折线方向分型

Pauwels 根据骨折线走行提出 Pauwels 分型（图 4-1），认为 Pauwels 夹角度数越大，即骨折线越垂直，骨折端所受到的剪式应力越大，骨折越不稳定，不愈合率随之增加。

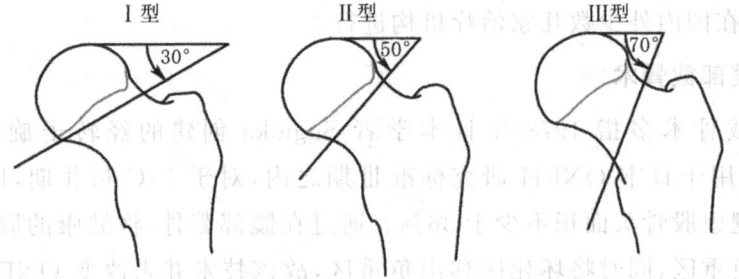

图 4-1　Pauwels 分型

但该分型存在两个问题，第一，投照 X 线时股骨颈与 X 线片必须平行，这在临床上难以做到。第二，Pauwels 分型与股骨颈骨折不愈合及股骨头缺血坏死无明显对应关系。

（三）骨折移位程度分型

Garden 分型是目前应用最广泛的股骨颈骨折分型，根据骨折移位程度分为Ⅰ～Ⅳ型（图 4-2）。Ⅰ型：不全骨折。Ⅱ型：完全骨折无移位。Ⅲ型：完全骨折有移位。Ⅳ型：完全骨折完全移位。Garden 发现随着股骨颈骨折移位程度递增，不愈合率与股骨头缺血坏死率随之增加。

（四）AO 分型

将股骨颈骨折归类为股骨近端骨折中的 B 型（图 4-3）。

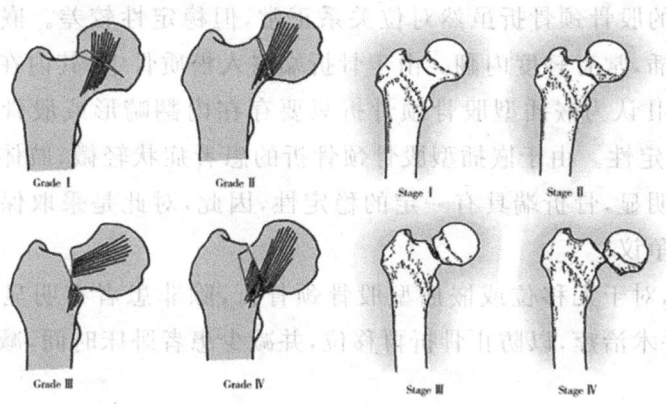

图 4-2　Garden 分型

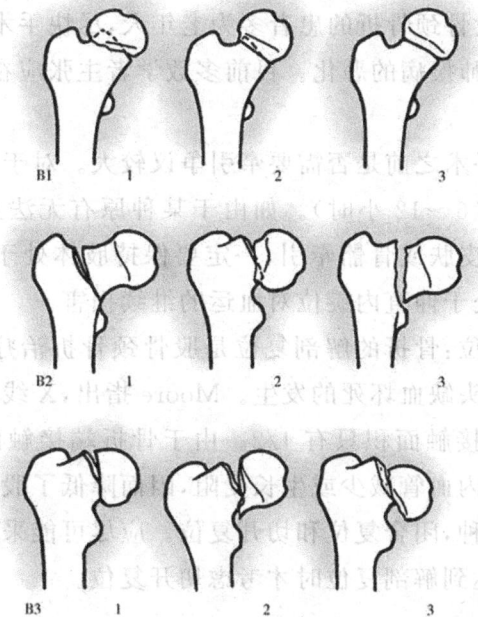

图 4-3　AO 分型

B1 型:头下型,轻度移位。1.嵌插,外翻≥15°;2.嵌插,外翻<15°;3.无嵌插

B2 型:经颈型。1.经颈部基底;2.颈中部,内收;3.颈中部,剪切

B3 型:头下型,移位。1.中度移位,内收外旋;2.中度移位,垂直外旋;3.明显移位

二、股骨颈骨折的治疗原则

无移位及嵌插型股骨颈骨折(Garden Ⅰ,Ⅱ型)占所有股骨颈骨折的15％～

33%。无移位的股骨颈骨折虽然对位关系正常,但稳定性较差。嵌插型股骨颈骨折端相互嵌插,常有轻度内翻。由于骨折端嵌入松质骨中,其内在的稳定性也不可靠。Lowell 认为嵌插型股骨颈骨折只要存在内翻畸形或股骨头后倾超过30°便失去了稳定性。由于嵌插型股骨颈骨折的患者症状轻微,肢体外旋、内收、短缩等畸形不明显,骨折端具有一定的稳定性,因此,对此是采取保守治疗还是手术治疗存在争议。

目前认为,对于无移位或嵌插型股骨颈骨折,除非患者有明显的手术禁忌证,均应考虑手术治疗,以防止骨折再移位,并减少患者卧床时间,减少骨折并发症发生。

移位型股骨颈骨折(Garden Ⅲ,Ⅳ型)的治疗原则:①解剖复位;②骨折端加压;③稳定的内固定。

移位型股骨颈骨折如患者无手术禁忌证均应采取手术治疗。

手术时机:由于股骨颈骨折的患者多为老年人,尽快手术可以大大减少骨折并发症发生及原有心肺疾病的恶化。目前多数学者主张应在 6～12 小时行急症手术。

术前牵引:对于手术之前是否需要牵引争议较大。对于移位型股骨颈骨折,首先应尽早施行手术(6～12 小时)。如由于某种原有无法急症手术,并非需要常规牵引。如行术前皮肤或骨骼牵引,一定要保持肢体处于中立位或轻度屈曲外旋位,以避免肢体处于伸直内旋位对血运的继续损害。

股骨颈骨折的复位:骨折的解剖复位是股骨颈骨折治疗的关键因素。直接影响骨折愈合及股骨头缺血坏死的发生。Moore 指出,X 线显示复位不满意者,实际上股骨颈骨折端接触面积只有 1/2。由于骨折端接触面积减少,自股骨颈基底向近端生长的骨内血管减少或生长受阻,因而降低了股骨头颈血运。

复位的方法有两种,闭合复位和切开复位。应尽可能采取闭合复位,只有在闭合复位失败,无法达到解剖复位时才考虑切开复位。

(一)闭合复位

1.McElvenny 法

将患者置于牵引床上,对双下肢一同施行牵引;患肢外旋并加大牵引;助手将足把持住后与术者把持住膝部一同内旋;肢体内旋后将髋关节内收。McElvenny 认为解剖复位及外展复位均不稳定,主张使股骨颈骨折远端内侧骨皮质略内移,使其位于股骨头下方,以使其稳定性增加。因此提出在复位完成以后自大转子向内侧用力推骨折远端,至远端内移(图 4-4)。

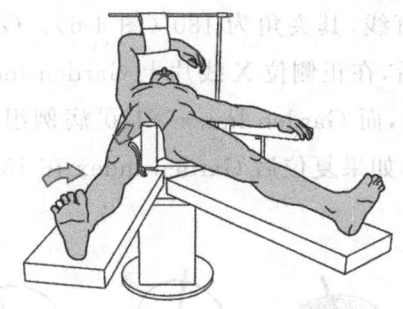

图 4-4 McElvenny 法

2.Leadbetter 法

Leadbetter 采用髋关节屈曲位复位方法：首先，屈髋 90°后行轴向牵引，髋关节内旋并内收。然后轻轻将肢体置于床上，髋关节逐渐伸直。放松牵引，如肢体无外旋畸形即达到复位(图 4-5)。

(二)复位的评价

X 线评价：闭合复位后，应用高质量的 X 线影像对复位的满意程度进行认定。Simon 和 Wyman 曾在股骨颈骨折闭合复位之后进行不同角度 X 线拍片，发现仅正侧位 X 线片显示解剖复位并未真正达到解剖复位。Lowell 提出：股骨头的凸面与股骨颈的凹面在正常解剖情况下可以连成一条 S 型曲线，一旦在X 线正侧位任何位置上 S 型曲线不平滑甚至相切，都提示未达到解剖复位。

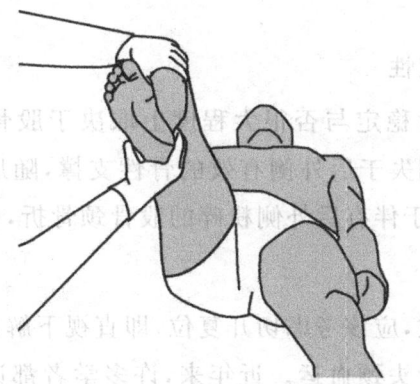

图 4-5 Leadbetter 法

Garden 提出利用"对位指数"(后被称为 Garden Index)对股骨颈骨折复位进行评价。Garden Index 有两个角度数值：在正位 X 线片上，股骨颈内侧骨小梁束与股骨干内侧骨皮质延长线的夹角正常为 160°，在侧位 X 线片上股骨头中心线与股骨颈中心为一条直线,其夹角为180°(图 4-6)。Garden 研究了大量病例后发现股骨颈骨折复位后,在正侧位 X 线片上 Garden lndex<155°病例组中,股骨头缺血坏死率接近 7%,而 Garden lndex>180°病例组中,股骨头缺血坏死率达 53.8%。Garden 认为,如果复位后 Garden lndex 在 155°~180°即可认为复位满意。

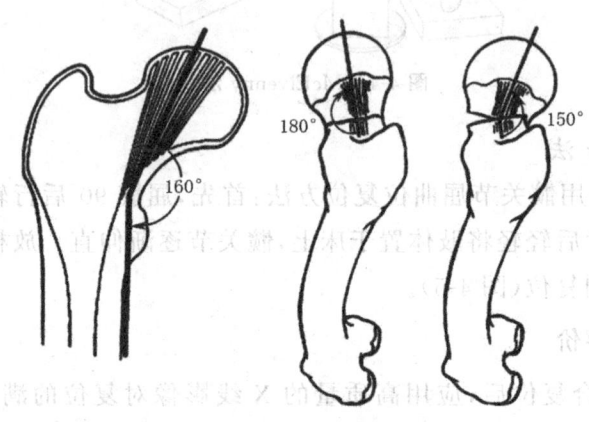

图 4-6 Garden 对位指数

尽管有些学者认为外展位复位可以增加骨折端的稳定性,但目前大多数学者均提出应力求达到解剖复位。只有解剖复位,才可以最大限度地获得股骨头血运重建的可能性。

(三)复位后的稳定性

股骨颈骨折复位后稳定与否很大程度上取决于股骨颈后外侧是否存在粉碎。如果后外侧粉碎则失于后外侧有效的骨性支撑,随后常发生复位失败以致骨折不愈合。因此,对于伴有后外侧粉碎的股骨颈骨折,可考虑一期植骨。

(四)切开复位

一旦闭合复位失败,应该考虑切开复位,即直视下解剖复位。以往认为切开复位会进一步损害股骨头颈血运。近年来,许多学者都证实切开复位对血运影响不大。Banks 的结论甚至认为切开复位后不愈合率及股骨头缺血坏死率均有下降。其理由是,首先切开复位时关节囊切口很小,而解剖复位对血运恢复起到了良好的作用。切开复位可采用前侧切口或前外侧切口(Watson-Jones 切口)。有人提出,如存在股骨颈后外侧粉碎,则应选择后方切口以便同时植骨。但大多数学者认为后方切口有可能损害股骨颈后外侧残留的血运,故应尽量避免。

（五）股骨颈骨折的内固定手术方法

应用于股骨颈骨折治疗的内固定物种类很多。内固定的原则是坚持固定和骨折端加压。但必须强调解剖复位在治疗中至关重要。各种内固定材料均有自身的特点和不足。医师应该对其技术问题及适应证非常熟悉以选择应用。

三翼钉作为治疗股骨颈骨折的代表性内固定物曾被应用多年，由于其本身存在许多问题而无法满足内固定原则的要求，在国际上早已弃用。目前经常应用的内固定材料可分为多针、螺钉、钩钉、滑动螺钉加侧方钢板等。

1.多针

多针固定股骨颈骨折为许多学者所提倡（图 4-7）。多针的种类很多，主要有 Moore，Knowles，Neufeld 等。多针固定的优点主要是可在局麻下经皮操作，从而减少出血、手术死亡及感染的危险。其缺点：①固定强度不足。②在老年骨质疏松的患者中，有在股骨转子下进针入点处造成骨折的报道。③存在固定针穿出股骨头的可能。多针固定总的牢固强度较弱，因此主要试用于年轻患者中无移位的股骨颈骨折（Garden Ⅰ、Ⅱ型）。

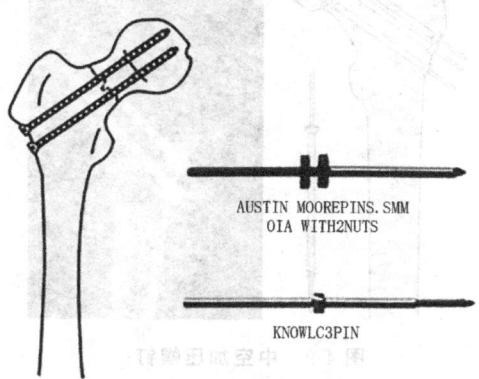

AUSTIN MOOREPINS. SMM
OIA WITH2NUTS

KNOWLC3PIN

图 4-7　多针固定

2.钩钉

Stromgqvist 及 Hansen 等人设计了一种钩钉治疗股骨颈骨折。该钉插入预先钻孔的孔道后在其顶端伸出一个小钩，可以有效地防止钉杆穿出股骨头及向外退出，手术操作简便，损伤小（图 4-8）。

3.加压螺钉

多根加压螺钉固定股骨颈骨折是目前主要提倡的方法，其中常用的有 AO 中空加压螺钉、Asnis 钉等（图 4-9）。中空加压螺钉的优点有骨折端可获得良好的加压力；3 枚螺钉固定具有很高的强度及抗扭转能力；手术操作简便，手术创伤小等。由于骨折端获得加压及坚强固定,骨折愈合率提高。但对于严重粉碎性骨折,单纯螺钉固定的支持作用较差,有继发骨折移位及髋内翻的可能。

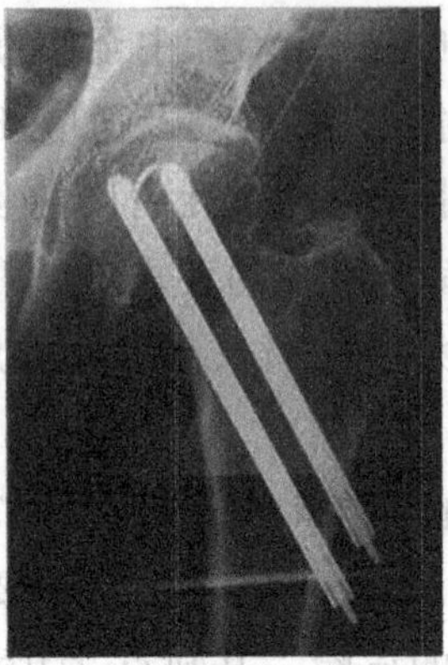

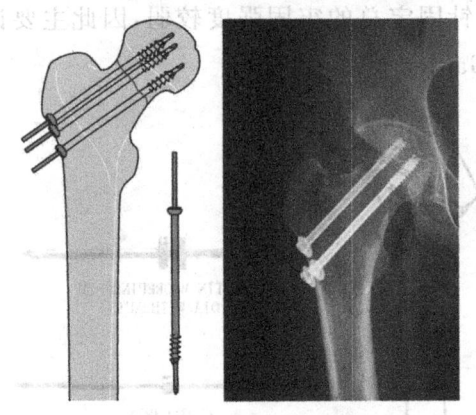

图 4-8 Hansen 钉

图 4-9 中空加压螺钉

4.滑动螺钉加侧方钢板

滑动螺钉加侧方钢板主要有 AO 的 DHS 及 Richards 钉(图 4-10)。其特点是对于股骨颈后外侧粉碎,骨折端缺乏复位后骨性支持者提供可靠的支持。其头钉可沿套管滑动,对于骨折端产生加压作用,许多学者指出,单独应用时抗扭转能力较差,因此常在头钉的上方再拧入一颗加压螺钉以防止旋转。

5.内固定物在股骨头中的位置

对于内固定物在股骨头中的合理位置存在较大的争议。Cleceland、Bailey、McElvenny 等人均主张在正侧位 X 线片上,内固定物都应位于股骨头中心。任何偏心位置的固定在打入时有可能造成股骨头旋转。另外股骨头中心为关节下,致密的骨质较多,有利于稳定固定。Fielding、Pugh、Hunter 等人则主张内固定物在 X 线片正位上偏下,侧位上略偏后置放,主要是为了避免髋关节内收,外旋时内固定物切割股骨头。Lindequist 等人认为远端内固定物应尽量靠近股骨颈内侧,以利用致密的股骨距来增加其稳定性。尽管存在争议,目前一致的看法是由于血运的原因,内固定物不应置于股骨头上方。关于内固定物进入股骨头的深度,应距离股骨头关节面大约 5 mm 为宜。

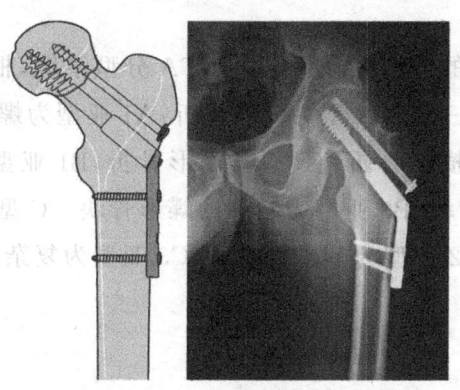

图 4-10　动力髋螺钉(DHS)

第三节　股骨干骨折

股骨干骨折是发生于股骨小转子远侧 5 cm,以远至距股骨内收肌结节 5 cm 以内的骨折,占成人股骨骨折的 36.27%,主要见于 21～30 岁年轻男性和 31～40 女性。在 AO 分型中,A 型占 70.26%,B 型占 18.17%,C 型占 11.57%。其中中段骨折最常见,开放性骨折少见,双侧股骨干骨折往往合并其他系统的损伤,死亡率高达 1.5%～5.6%,少数股骨干骨折会伴有内侧血管的损伤。

一、损伤机制

(一)直接暴力

高能量损伤,如车祸撞击、挤压、枪击等,常见于年轻患者,多导致横行或粉碎性骨折。

(二)间接暴力

(1)高能量损伤:杠杆作用、扭转作用,如高空坠落、疲劳行军等,常见于年轻患者。

(2)低能量损伤:病理性骨折,常见于老年患者。间接暴力多导致斜形或螺旋形骨折。

二、骨折分型

股骨干骨折常用的分型系统为 AO-OTA 分型系统,根据 AO-OTA 分型系统将股骨干骨折分为三型。A 型为简单骨折:A1 亚型为螺旋骨折,A2 亚型为短斜形骨折,A3 亚型为横断骨折。B 型为楔形骨折,B1 亚型为螺旋形蝶形骨块;B2 亚型为斜行蝶形骨块;B3 亚型为粉碎的蝶形骨块。C 型为复杂骨折,C1 亚型为复杂螺旋形骨折;C2 亚型为节段性骨折;C3 亚型为复杂不规则形骨折。

三、治疗方法

(一)非手术治疗

牵引是治疗股骨干骨折历史悠久的方法,可分为皮牵引和骨牵引,皮牵引只在下肢损伤的急救和转运时应用。骨牵引在 1970 年以前是股骨干骨折最常用的治疗方法(图 4-11),现在则只作为骨折早期固定的临时方法,骨牵引有足够的力量作用于肢体使骨折获得复位,通常使用胫骨结节骨牵引或股骨髁上骨牵引,股骨髁上骨牵引比胫骨结节骨牵引能够对骨折端提供更为直接的纵向牵拉,但在骨折愈合后膝关节僵直的发生率较高。

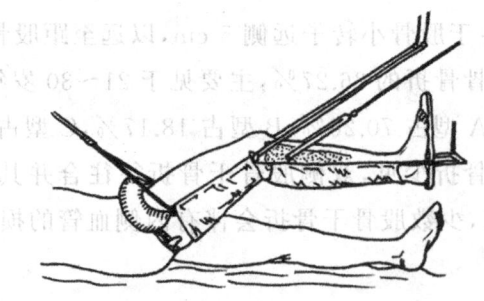

图 4-11 应用 Thomas 架进行骨牵引

虽然股骨干骨折的治疗已转移到手术治疗,但患者偶尔也必须采取牵引治疗,虽然过去几十年在治疗开放和闭合损伤方面取得了成功,仍需要掌握这方面的知识。

(二)手术治疗

1.外固定架

由于外固定架的固定针经常把股四头肌与股骨干固定在一起,所形成的瘢痕能导致永久性的膝关节活动丧失,另外股骨干骨折外固定架固定针横穿髂胫束和股外侧肌的肌腹后针道感染率高达 50%,所以现在外固定架不能作为闭合股骨干骨折的常规治疗方法。外固定架可作为一种股骨干骨折临时固定。外固定架固定股骨干骨折最主要适应证常用于多发创伤,这种损伤由于合并其他损伤需要进行快速、稳定的固定;外固定架固定股骨干骨折还用于Ⅲ型开放性骨折。这些患者一旦情况良好,可将其更换为内固定(接骨板或髓内针),多数学者认为 2 周内更换为内固定是安全的。超过 2 周应在取出外固定架后全身应用抗生素和局部换药,2 周后再更换为内固定。

2.接骨板

切开复位接骨板内固定现在不再是治疗股骨干骨折的首选方法。其手术适应证包括髓腔极度狭窄的骨折;邻近骨折的骨干有畸形;股骨干骨折合并同侧股骨颈骨折;合并血管损伤需广泛暴露以修补血管的严重骨折;多发创伤不能搬动的患者等。

接骨板内固定的优点主要有直视下骨折切开复位可以获得解剖或近解剖复位;不会增加骨折以远部位损伤,如股骨颈骨折和髋臼骨折等;不需要特殊的设备和放射科人员。缺点一是固定所需要广泛剥离软组织、形成股四头肌瘢痕、大量失血。二是接骨板固定属偏心固定,力臂比髓内针长 1～2 cm,增加了内固定失效的危险。文献所报告的内固定的失效率是 5%～10%,股骨干骨折接骨板内固定的感染率高于保守治疗和闭合复位髓内针内固定,感染率是 0～11%。三是由于接骨板下骨皮质的血供受到损害或产生的应力遮挡效应,可造成接骨板取出后发生再骨折。

简单的骨折,最少也应该应用 10 孔的宽 4.5 的接骨版。对于粉碎性骨折,骨折端两侧至少有 5 枚螺丝钉的距离。过去推荐每侧至少 8 层皮质固定,现在接骨板的长度比螺丝钉的数目更重要。应用长接骨板和少的螺丝钉固定并没有增加手术的创伤,螺丝钉经皮固定接骨板。每侧 3 枚螺丝钉固定,生物力学最大化,1 枚在接骨板的末端,1 枚尽可能接近骨折端,1 枚在中间增加接骨板和骨的旋转稳定性。横断骨折可以预弯接骨板,通过加压孔加压骨折端。斜型骨折应用通过接骨板的拉力螺丝钉加压骨折端。对于粉碎性骨折采用接骨板固定时应用牵开器复位股骨干骨折以获得正常的力线和长度,不追求绝对的解剖复位,避免了一定要获得解剖复位而对骨折端软组织进行的广泛剥离,也不剥离骨折端,并使用桥接接骨板代替加压接骨板,骨痂由骨膜形成而不是一期愈合,缩短了愈合时间,明显改善了接骨板固定的临床疗效。

尽管接骨板有许多缺点,但只要了解其适应证,正确掌握放置接骨板的手术技术,也可取得优良的结果。

3.带锁髓内针

股骨干大致呈直管状结构,是进行髓内针固定的理想部位。髓内针有多个优点:第一,髓内针所受到的负荷小于接骨板,使得它不易发生疲劳折断;第二,骨痂受到的负荷是逐渐增加的,刺激了骨愈合和骨塑形;第三,通过髓内针固定可以避免由于接骨板固定所产生的应力遮挡效应而导致的骨皮质坏死。在理论和实践中,髓内针固定比其他形式的内固定和外固定还有许多优点。虽然进行闭合髓内针固定需要特殊的设备和放射技术人员,但是它容易插入,而且不需要接骨板固定时的所进行的广泛暴露和剥离。因为闭合髓内针技术没有破坏骨折端的血肿,也没有干扰对骨折愈合早期起关键作用的细胞和体液因子,所以闭合髓内针技术是股骨骨折的一种生物固定,较小的手术剥离和减少感染率。

(1)顺行带锁髓内针(髓内针从近端向远端插入):闭合复位顺行带锁髓内针固定是治疗股骨干骨折的金标准。愈合率可高达99%,而感染率和不愈合率很低(<1%)。顺行带锁髓内针几乎适合于所有股骨干骨折。闭合带锁髓内针的临床结果大部分取决于术前、术中仔细计划。包括髓内针的长度和直径:长度应在股骨残留骺线和髌骨上缘之间,直径不<10 mm;体位、复位方法和是否扩髓和锁钉的数目。精确的髓内针入点是非常关键的,开孔应在转子中线的后侧和大转子窝的转子突出的内侧。这样保证开孔将位于冠状面和矢状面股骨干髓腔轴线上。对于所有骨折进行常规静力锁定可以减少继发于没有认识到的粉碎性骨折的术后内固定失效。

(2)逆行髓内针(髓内针从远端向近端插入):逆行髓内针的主要优点是入点容易,骨折复位不影响其他部位的损伤。主要适应证有同侧股骨干骨折合并股骨颈骨折、髋臼骨折、胫骨骨折、髌骨骨折和胫骨平台骨折。相对适应证是多发创伤的患者,双侧股骨干骨折,肥胖患者和孕妇。对于多发骨折或多器官损伤的患者,平卧位对患者的稳定最好,逆行髓内针插入能够快速地完成,双侧股骨干骨折用逆行髓内针固定不用变换体位,血管损伤的患者需要修复血管,可以快速插入不锁定的髓内针有利于血管修复,肥胖的患者,顺行髓内针入点非常困难,而逆行髓内针较容易。

逆行髓内针的禁忌证是膝关节活动受限和低位髌骨,不能够合适插入髓内针,转子下骨折由于逆行髓内针对稳定性的担心,也不易选用逆行髓内针;开放骨折有潜在的感染的危险,导致膝关节感染,也不可以选择逆行髓内针。

(三)术后康复

1.指导活动

闭合髓内针术后,患者尽早能够忍受的肌肉和关节活动。指导患者股四头肌力量练习和渐渐负重,所有患者应尽早离床活动,对于多发创伤患者,即使仅仅坐起来也可减少肺部并发症。

2.特殊类型骨折的治疗

未合并其他部位骨折和软组织损伤的股骨中段简单的横断和短斜骨折,用闭合髓内针治疗容易。但是多数股骨干骨折的部位和类型复杂可能合并其他损伤,所以多数股骨干骨折治疗时需要在标准髓内针做一些改进,以下常见情况符合股骨干骨折特殊治疗。

(1)粉碎性骨折:粉碎性骨折是高能量损伤的标志。粉碎性骨折常伴随大量失血或开放性骨折,发生全身并发症如脂肪栓塞综合征也高。静力锁定带锁髓内针已取代其他方法用于治疗粉碎性骨折。这些髓内针可达到远近端的髓腔,恢复股骨的轴线,没必要复位粉碎性骨折,骨折块自髓腔移位 2 cm,不影响骨折愈合,在此部位将形成丰富的骨痂。在系列 X 线片的研究中,在骨折愈合过程中移位的皮质骨块成角和移位逐渐减少。不建议用髓内针加钢丝捆绑骨折块这种方法,这种方法是引起骨折愈合慢或不愈合的主要原因。

(2)开放性股骨干骨折:股骨干开放性骨折通常是由高能量的损伤引起,还可能合并多个器官的损伤。股骨干开放性骨折过去几十年的临床研究表明积极的手术治疗更能取得明显效果。Ⅰ和Ⅱ型的开放性骨折髓腔没有肉眼污染最好急症用髓内针治疗。ⅢA开放股骨干骨折如果清创在8小时内可行髓内针固定,如果存在清创延迟或ⅢB损伤,可选择外固定架治疗。股骨干开放性骨折合并多发创伤的患者,应用外固定架固定治疗。对于动脉损伤需要修补的骨折(ⅢC)外固定架是最好的稳定,因为它能快速完成血管修复后再调整。肢体血供恢复后,外固定架可以换成接骨板或髓内针。ⅢC 开放性骨折合并多发损伤不稳定的患者,有截肢的相对适应证。

(3)股骨干骨折合并同侧髋部骨折:股骨干骨折合并同侧股骨颈骨折的发生率 1.5%～5%。股骨颈骨折通常为垂直剪切(PauwelⅢ)型,股骨颈骨折移位小和不粉碎。股骨干骨折时因不能用 X 线诊断整个股骨全长,股骨颈骨折常被延迟诊断,1/4 到 1/3 的股骨颈骨折初诊时被漏诊,股骨干骨折合并同侧隐性股骨颈骨折早期漏诊率更高,临床医师应通过对患者的受伤机制分析,应考虑隐性股骨颈骨折的可能,术前可用 CT 明确诊断,行股骨干骨折带锁髓内针时术中和术后密切注意股骨颈骨折存在,可以减少股骨颈骨折的延误诊断。

现在最常用的方法是用逆行髓内针固定股骨干骨折,股骨颈骨折用空心钉或 DHS 固定,还有接骨板加空心钉固定,顺行髓内针加空心钉固定股骨干合并股骨颈骨折,重建髓内针用一内固定物同时有效固定股骨近端和股骨干两骨折,后两项技术的主要并发症是对一些股骨颈骨折不能达到解剖复位。

(4)股骨干骨折合并同侧髋关节脱位:文献报道的这种损伤 50% 的髋脱位在初诊时漏诊。髋脱位后平片股骨近端内收,所以对股骨干骨折进行常规骨盆 X 线片检查是避免漏诊的最好方法。股骨干骨折合并同侧髋关节脱位需急症复位髋脱位,以预防发生股骨头缺血坏死,股骨干用接骨板或髓内针进行固定。伤口关闭后闭合复位髋脱位。

(5)股骨干骨折合并同侧股骨髁间骨折:股骨干骨折合并股骨髁间骨折存在 2 种类型。一是股骨髁间骨折近端骨折线与股骨干骨折不连续;二股骨髁间骨折是股骨干骨折远端的延伸。这种损伤有多种方法治疗,包括两骨折切开复位一接骨板固定;两骨折切开复位分别用两接骨板固定;股骨髁间骨折切开复位,而在股骨干插入髓内针进行固定。带锁髓内针对这两处损伤可提供良好的固定,特别对股骨髁间骨折无移位者。

(6)髋关节置换术后股骨干骨折:髋关节置换术后股骨干骨折不常见,外伤后,应力集中在股骨假体末端引起骨折,这种骨折分为 3 型:Ⅰ型,螺旋骨折起于柄端的近端,骨折位置被假体末端维持。Ⅱ型,在假体末端的骨折。Ⅲ型,假体末端以下的骨折。治疗根据骨折类型和患者是否能耐受牵引和第 2 次手术,Ⅰ型骨折假体柄维持骨折稳定,骨牵引 6~8 周,这时患者有足够的骨痂也许保护性负重,通常需要带骨盆的股骨支具。Ⅱ型骨折可以保守治疗,也可以把以前的股骨柄换为长柄,Ⅲ型骨折可以保守治疗或切开复位加压接骨板内固定。如Ⅲ型骨折发生在股骨远1/3,可以用逆行髓内针治疗。

四、并发症

并发症的类型与严重程度和治疗骨折的方法有关。近年随着治疗的改进特别是闭合带锁髓内针出现并发症明显降低。

(一)神经损伤

在治疗股骨干骨折中引起神经损伤有以下几种形式:骨牵引治疗的患者小

腿处于外旋状态,腓骨近端受到压迫,腓总神经有可能损伤,特别在熟睡和意识不清的患者之间容易发生。这种并发症通过调整牵引方向,在腓骨颈部位加用棉垫,鼓励患者自由活动牵引装置来避免。

术中神经损伤的原因:一是复位困难过度牵引,复位困难的原因是手术时间延迟,试图强行闭合复位,牵引的时间长、力量大,一般股骨干骨折 3 周后闭合复位困难,采取有限切开能够避免这种并发症。二是患者在手术床不适当的体位直接压迫。会阴神经和股神经会受到没有包裹的支柱的压迫。仔细包裹水平和垂直面的支柱可以防止这种损伤。

(二)血管损伤

强大的暴力才能导致股骨干骨折,但血管损伤并不常见。虽然穿动脉破裂常见,在骨折部位形成局部血肿,但股骨干骨折后股动脉损伤<2%,由于血管损伤发生率低往往被忽视。穿动脉破裂术后患者血压不稳定,股骨干局部肿胀可触及波动,应立即手术探查,结扎血管,清除血肿。

股动脉可以是完全或部分撕裂或栓塞和牵拉或痉挛。微小的撕裂可以引起晚期血管栓塞。虽然下肢通过穿动脉有丰富的侧支循环,股动脉栓塞不一定必然引起肢体坏死,但是血管损伤立即全面诊断和治疗对保肢非常重要。

(三)感染

股骨干骨折接骨板术后感染率约为 5%,闭合带锁髓内针感染率<1%。感染与骨折端广泛剥离、开放性骨折、污染的程度和清创不彻底有关。多数感染患者在大腿或臀部形成窦道流脓。患者在髓内针后数周或数月大腿有红肿热痛,应怀疑感染。平片可以看到骨膜反应和骨折部位密度增高的死骨,血液检查包括白细胞记数和血沉、C 反应蛋白对诊断不重要,对评价以后的治疗有一定帮助。

股骨感染需要手术治疗,如果内固定对骨折稳定坚强应保留,治疗包括彻底清除死骨和感染的软组织、伤口换药和合理应用抗生素。多数股骨干骨折即使存在感染也可在 4~6 个月愈合,骨折愈合到一定程度可取出髓内针,进行扩髓取出髓腔内感染的膜和骨。如果内固定对骨折不能提供稳定,需考虑其他几种方法。骨折稳定程度通过髓内针锁定或换大直径髓内针来增加。如果股骨干存在大范围死骨,取出髓内针后彻底清创,用外固定架或骨牵引固定,在骨缺损部位放置庆大霉素链珠。患者在伤口无渗出至少 3 个月后,开始植骨。

(四)迟延愈合和不愈合

骨折不愈合的定义和治疗还存在许多争议,迟延愈合指愈合长于骨折的愈合正常时间。股骨干骨折 6 个月未获得愈合即可诊断为迟延愈合。诊断不愈合最少在术后 6 个月结合临床和连续 3 次 X 线无进一步愈合的迹象诊断,多数骨不愈合的原因是骨折端血供不良、骨折端不稳定和感染和骨折端分离骨缺损和软组织嵌夹,骨折端血供不良主要原因是开放性骨折和手术操作中对骨折端软组织的广泛剥离,骨折端稳定不够主要是髓内针长度不够和继发的锁钉松动。另外既往有大量吸烟史,术后非甾体抗炎药的应用和多发创伤也是骨折不愈合的因素。

有多种方法治疗骨折不愈合,包括动力化、交换大直径的髓内针、接骨板固定和植骨,或几种方法合并使用。动力化通过去除锁钉的方法治疗骨折不愈合,似乎是一种简单有吸引力的方法,但临床报告很失望,一项报告治疗骨折迟延愈合,在 4～12 个月动力化,一半以上的患者不愈合,需要其他治疗,问题严重的是一半患者肢体短缩 2 cm 以上,因此常规不推荐动力化。扩髓换大直径髓内针临床报告的区别很大,愈合率有的达 96％,有的只有 53％。效果不明确。有学者报告取出髓内针后采用间接复位的方法用接骨板固定加自体髂骨植骨的方法取得了明显的疗效。骨折端存在明显不稳定时,在髓内针加侧板稳定旋转不稳定,是一种简单有效且经济的方法,报道愈合率可达 100％。

(五)畸形愈合

股骨干骨折畸形愈合在文献中被广泛讨论,短缩畸形愈合一般认为短缩＞1 cm,但＞2 cm 患者就可能产生症状。成角畸形通常定义为在矢状面(屈-伸)或冠状面(内-外翻)＞5°的成角,髓内针固定总发生率在 7％～11％。髓内针固定预防成角畸形应在复位、扩髓、插入和锁钉时注意。正确的入点和保证导针居髓腔中央能够减少成角畸形的发生。如导针偏离中心,可以通过一种称为"挤压"(Poller)螺丝钉的技术矫正。严重的畸形愈合通过截骨矫正,再用带锁髓内针固定。旋转畸形＜10°的患者无症状,超过 15°可能有明显的症状,表现在跑步和上楼梯有困难。术后发现超过 15°的旋转,应立即矫正。

(六)膝关节僵直

股骨干骨折后一定程度的膝关节僵直非常常见,僵直与骨折部位、治疗方法和合并的损伤有关。颅脑损伤和异位骨化都会影响膝关节活动,多数认为接骨板固定会使膝关节僵直。股骨干骨折在屈曲和伸直都受影响,一般表现为被动屈曲和主动伸直受限。屈曲受限主要是股四头肌瘢痕,特别是股内侧肌。积极主动的膝关节活动练习能够有效地预防。股骨干骨折固定后在开始 6～12 周无明显进展,需要考虑麻醉下活动,晚期行膝关节松解术。

(七)异位骨化

髓内针后臀肌部位的异位骨化的确切原因还不清楚。可能与肌肉损伤导致钙代谢紊乱有关,也可能与扩髓碎屑没有冲洗干净有关,但在前瞻性研究中发现,冲洗髓内针伤口并未减少异位骨化的发生。异位骨化临床上症状少,很少有异位骨化影响髋关节的活动报道,推荐在股骨干骨折获得愈合和异位骨化成熟后进行治疗,可同时进行髓内针取出和切除有症状的异位骨化,术后用小剂量的放射治疗或口服吡罗昔康。

(八)再骨折

股骨干骨折愈合后在原部位发生骨折非常少见,多数发生在接骨板取出后 2～3 个月,且多数发生在原螺丝钉钉孔的部位。预防再骨折:一是内固定物一定要在骨折塑形完成后取出,通常接骨板是术后 2～3 年,髓内针是术后 1 年;二是取出接骨板后,应逐渐负重,以使骨折部位受到刺激,改善骨痂质量。股骨干再骨折通常可采用闭合带锁髓内针治疗,一般能够获得愈合,患者可很快恢复完全负重。

第四节 半月板损伤

半月板损伤是膝关节最常见的运动损伤之一,伤后会引起关节的疼痛、肿胀、交锁及活动受限,严重影响正常生活和运动。男女发病率之比约为 2.5∶1。

一、损伤机制与病理

(一)解剖特点

内侧半月板呈 C 形,与内侧副韧带深层(关节囊韧带)和半膜肌相连,又借半月板髌骨韧带与髌骨相连,因而活动度小,易于损伤。外侧半月板呈 O 形,与胫骨平台结合并不紧密,体部与后角交界处又有腘肌腱裂孔,因而外侧半月板活动度相对较大,较内侧半月板不易损伤。

（二）损伤机制

基于半月板的解剖特点，通常的损伤机制是在膝盖负重时屈伸旋转扭伤造成。一方面半月板随股骨髁旋转移动，一方面又因膝关节伸屈而随胫骨移动，造成半月板的不一致运动，即所谓膝关节半月板的"矛盾运动"，引起半月板撕裂而产生症状。膝过伸伤也可以造成半月板前角的挤压造成损伤。

（三）损伤病理

通常半月板损伤分为创伤型和蜕变型。创伤型指是直接由创伤性暴力造成半月板的损伤，退变性半月板损伤常继发于半月板退变、关节不稳后半月板长期磨损及退行性骨关节病。

二、诊断与分型

（一）诊断

1.病史

仔细询问病史和查体可以确诊 75％的半月板撕裂。急性损伤因疼痛、肿胀无法检查，因此很难通过临床检查来确诊，需通过辅助检查来诊断。

2.查体

（1）关节活动度：一般无限制，如有交锁则活动度明显受限。

（2）浮髌试验和积液诱发试验：是检查关节积液的实验，可以阳性。

（3）股四头肌萎缩：应用皮尺测量双侧髌上 10 cm 处的股四头肌周径。一般有萎缩，以内侧头为主。

（4）关节隙凸和压痛：损伤侧关节隙可有突出感，为半月板损伤后不稳突出所致，有明显压痛。突出特别明显的应考虑到半月板囊肿的可能。

（5）麦氏征（McMurray 试验）：将小腿内外旋同时做屈伸动作，如出现关节隙疼痛和弹响视为阳性。此检查敏感性不高，约 60％，因此阴性并不意味着没有半月板撕裂存在。

（6）摇摆试验：屈膝 30°左右，一手握小腿，一手拇指按压关节隙，做内外翻摇摆动作，如果感到半月板进出或痛响者为阳性，提示半月板损伤后松动。

（7）过伸和过屈痛：半月板前角或后角损伤在过伸或过屈时会产生挤压疼痛。

所有体征的敏感性和特异性都不高，因此需要检查者从病史到查体综合判断。

3.影像学检查

(1)关节造影:向关节内注射碘油造影剂,如果半月板有撕裂则可显示撕裂的形态和部位。准确率约85%,因属于有创检查故目前应用较少。

(2)MRI:可以有效诊断半月板损伤,诊断准确率为90%。半月板在磁共振上显示的异常信号分为3度:Ⅰ度,半月板内点状信号;Ⅱ度,半月板内线状信号,不达上下关节面和边缘;Ⅲ度,半月板内线状信号,达关节面或边缘。Ⅲ度信号提示半月板撕裂。

(二)分型

通常根据半月板损伤的形态分为纵裂、水平裂、斜裂、放射状撕裂(横裂)、瓣状裂、复合裂等6种。

1.纵裂

纵裂指半月板裂口沿纵轴走行,可为部分撕裂或全层撕裂。较大的纵裂致使半月板如桶柄样分离,嵌于股骨髁和胫骨平台间,称为桶柄样撕裂。

2.水平裂

水平裂为半月板裂,分上下两层,类似鱼口,又可称为"鱼口状撕裂"。

3.斜裂

斜裂均为全层撕裂,裂口由游离缘斜行走向边缘,在前角称为前斜裂,在后角称为后斜裂。

4.放射状裂

放射状裂与斜裂类似,其走行由游离缘垂直走向滑膜缘,即横裂、部分撕裂和全层撕裂均可能出现。

5.瓣状裂

瓣状裂指损伤处半月板残端如片状悬挂于半月板上,可继发于水平裂。

6.复合裂

复合裂指半月板同时出现上述几种损伤类型,表明损伤较严重。

三、治疗

半月板由于其特殊的解剖状态决定了其自愈能力较低,但由于半月板对关节软骨重要的保护作用,目前的治疗原则也是尽可能地保留半月板。

(一)非手术治疗

一般稳定型半月板纵裂,裂口<10 mm,或者非全层撕裂(<50%)多无症状,可以保守治疗。症状明显者则更应尽早手术治疗。

(二)手术治疗

1.半月板修补

对于红区或红白区＞10 mm 的纵裂和达红区的横裂,半月板没有变性或形态异常,并且关节稳定,可以采用半月板修补手术,手术可以切开或者在关节镜下完成。

2.半月板部分切除

适用于未达红区的横裂、斜裂、水平裂、瓣状裂、半月板变性和不可修补的纵裂。原则是尽量保留正常的半月板组织。

3.半月板全切除

半月板损伤或变性范围广、严重,半月板严重的复合裂确实无法保留半月板组织时,需进行全切手术。

4.半月板移植

目前,公认的半月板移植的适应证包括:年龄不超过 50 岁;半月板全切或次全切除后患侧有疼痛等不适;关节间隙狭窄不超过 3 mm;镜下评估关节软骨损伤最好不超过 Outerbridge Ⅱ度;关节稳定或者同时恢复关节的稳定性;力线良好或同时纠正力线。移植的半月板包括人工半月板(胶原半月板,CMI)、组织工程半月板、同种异体半月板等。

(三)盘状半月板损伤的治疗

盘状半月板是半月板的特殊解剖学变异,外侧多于内侧,盘状半月板由于损伤后往往伴有层裂或复合裂而失去修补甚至成型的机会,因而切除的情况比较多。

(四)半月板囊肿的治疗

半月板囊肿常发生于 20～30 岁男性,外侧较内侧更容易发生。发病原因尚存争议,临床表现为疼痛和局部肿物。查体可以发现关节隙肿物,质地硬韧,有压痛,随关节伸直而明显,屈曲而消失。半月板囊肿的主要治疗方法是手术。

四、并发症

(一)血管损伤

关节积血通常由于半月板切除损伤了半月板周围的滋养血管或入口部位浅层血管出血造成,一般均可自愈。

(二)神经损伤

关节镜常规前内侧入路有损伤隐神经髌下支的可能,会造成局部神经感觉障碍。因此当出现神经损伤时除去止血带麻痹或局部水肿压迫外还应考虑是否有在修补半月板时结扎或损伤神经的可能,此时可手术探查。

(三)半月板不愈合

由于半月板血运较差,不易愈合,故半月板缝合后有一定的不愈合率,需要再次手术处理。

第五节 髌骨骨折

髌骨骨折约占全身骨折的1%,是相对常见的损伤。

一、损伤机制

引起髌骨骨折的原因可以分为直接暴力和间接暴力。需要强调,很多情况下髌骨骨折的产生是直接暴力、股四头肌收缩和关节塌陷共同作用的结果,难以分析损伤的确切机制。

二、分型

髌骨骨折按骨折线形状可以分为三大主要类型(图 4-12)。

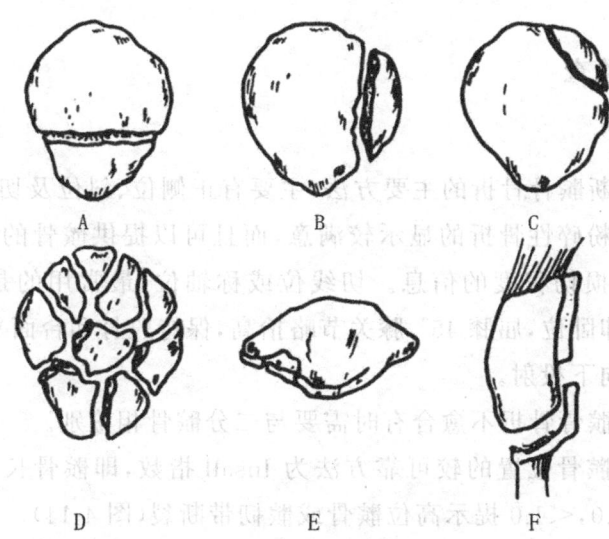

图 4-12 髌骨骨折的分型

A.横行骨折;B.垂直骨折;C.边缘骨折;D.粉碎性骨折;E.骨软骨骨折;F.袖套状撕脱骨折

(一)横行骨折

该型占所有髌骨骨折的 50%～80%，多累及髌骨中下 1/3。有时累及髌骨上下极，此时极部骨块可有不同程度的粉碎性骨折。

(二)垂直骨折

该型多累及髌骨中外 1/3，如果仅有髌骨内侧缘或外侧缘受累，不累及关节面，称为边缘骨折。垂直骨折较少有移位。

(三)粉碎性骨折

该型通常合并移位，无移位者称为星状骨折或放射状骨折。

另外有两种特殊类型的骨折：骨软骨骨折多见于髌骨半脱位或脱位后，髌骨关节面与股骨髁撞击引起骨软骨损伤。另外，在骨骼未发育成熟的儿童或青少年可能发生髌骨袖套状撕脱，远端骨折块带有大片关节软骨。

三、临床表现

多见于 20～50 岁人群，男女比例约为 2∶1，双侧髌骨骨折罕见。临床表现为肿胀、疼痛和活动障碍，查体可有局部压痛、肿胀、皮下淤血，出血较多可有血肿形成，并有伸膝受限。

高能损伤引起的髌骨骨折往往同时伴有同侧的股骨干、股骨远端、胫骨近端骨折或髋关节后脱位，此时容易漏诊和误诊，应注意相应的症状及健康检查。

四、影像学检查

(一)X 线片

X 线片是诊断髌骨骨折的主要方法，主要有正侧位、斜位及切线位。侧位片对于横行骨折和粉碎性骨折的显示较满意，而且可以提供髌骨的全貌以及骨折块移位和关节面损伤程度的信息。切线位或称轴位，最常用的是 Merchant 法（图 4-13）：患者仰卧位，屈膝 45°，膝关节略抬高，保持股骨和台面平行，X 线方向与桌面成 30°斜向下投射。

X 线片上的髌骨骨折不愈合有时需要与二分髌骨相鉴别。

侧位片评估髌骨位置的较可靠方法为 Insall 指数，即髌骨长度和髌腱长度之比，正常值＞1.0，＜1.0 提示高位髌骨或髌韧带断裂（图 4-14）。

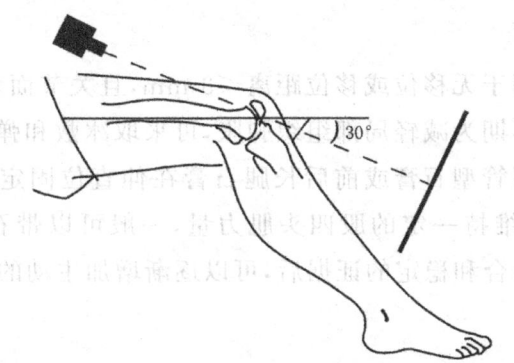

图 4-13 Merchant 法髌骨 X 线检查示意

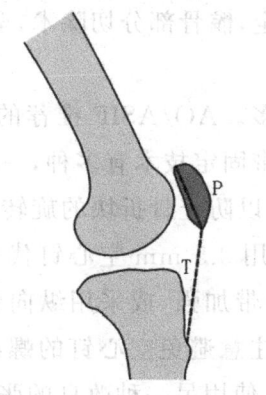

图 4-14 Insall 指数

髌骨长度(P)与髌腱长度(T)之比

(二)CT

CT 扫描能够发现 X 线片无法判断的隐匿性骨折和不完全骨折,并能从多个断面显示骨折的细节,适用于评估合并股骨远端或胫骨近段骨折的多发骨折和复杂骨折,同时可以清楚显示骨折不愈合、畸形愈合和髌股关节排列的异常。

(三)骨扫描

髌骨的应力骨折常在骨质疏松的老年人于轻微创伤后发生。锝标记的磷酸盐复合物进行骨扫描对于诊断应力骨折很有价值,表现为相应区域出现"热区"。

五、治疗

髌骨骨折的治疗原则是尽可能保留髌骨,尽量恢复关节面的完整,修复损伤的髌骨支持带,保证伸膝装置的连续性,早期进行功能锻炼。

（一）非手术治疗

非手术治疗适用于无移位或移位距离<3 mm，且关节面台阶<2 mm，伸膝装置完整的病例。早期为减轻局部组织肿胀，可采取冰敷和弹性绷带加压包扎。

非手术治疗采用管型石膏或前后长腿石膏在伸直位固定4～6周。应早期行直腿抬高运动，以维持一定的股四头肌力量，一般可以带石膏部分负重。当X线片上出现骨折愈合和稳定的证据后，可以逐渐增加主动的功能练习。

（二）手术治疗

手术治疗的指征为：骨折块移位≥3 mm或关节面不连续、台阶≥2 mm；粉碎性骨折合并关节面移位；开放骨折；骨软骨骨折移位至关节腔。

手术技术主要包括内固定，髌骨部分切除术，全髌骨切除术3种类型。

1.内固定（ORIF）

髌骨骨折内固定方法较多。AO/ASIF推荐的张力带固定技术适于治疗髌骨的横行骨折。改良的张力带固定技术有多种，一种常用的方法采用2枚2 mm克氏针纵向平行穿过髌骨，可以防止骨折块的旋转和移位，进一步增加了固定的稳定性（图4-15）。也可以采用3.5 mm空心钉代替克氏针，钢丝穿过空心钉并在髌骨前方形成横"8"字张力带加强，或采用纵向张力带分别固定，也可以达到良好的骨折固定（图4-16）。注意避免空心钉的螺纹穿出对侧皮质，否则容易导致钢丝断裂。Lotke和Ecker使用另一种改良的张力带技术，将钢丝直接穿过髌骨的纵行钻孔，并在髌骨前方进行"8"字捆扎达到张力带固定。

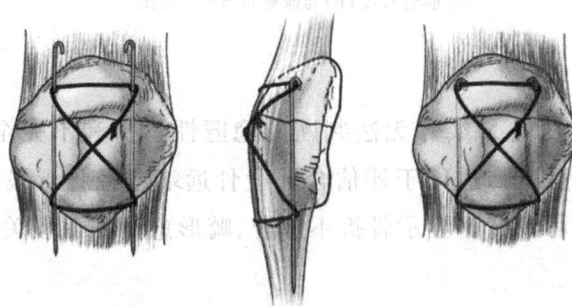

图4-15 改良张力带固定技术，克氏针可防止骨折块旋转移位

A.2枚克氏针纵向平行穿过髌骨，钢丝在髌骨前方成"8"字加强；B.克氏针尖端的弯钩压入髌骨内；C.将克氏针另一端多余的部分剪断

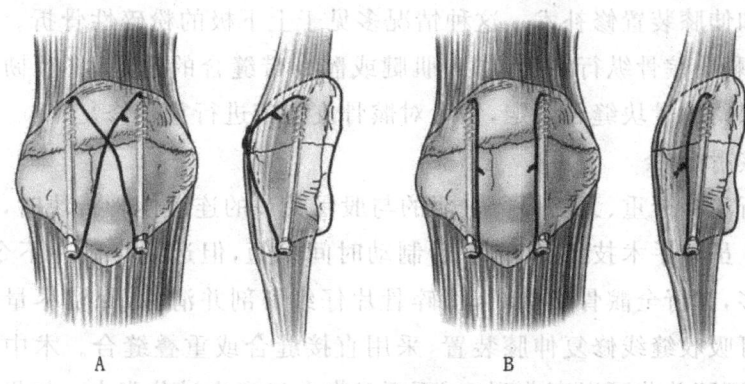

图 4-16 使用空心螺钉的改良张力带固定技术

A.空心钉固定,并用前方"8"字张力带加强;B.采用纵向张力带分别固定

对于骨质良好的简单横行骨折或移位的垂直骨折,采用2根松质骨拉力螺钉也可以实现固定要求。当髌骨中间部分粉碎性骨折较重,不能采用上述方法固定时,可去除中间碎骨,剩余两端骨折块用螺丝钉固定(图4-17)。

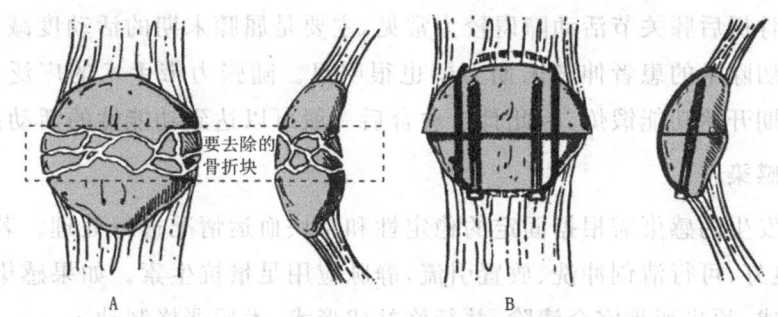

要去除的骨折块

图 4-17 髌骨中部粉碎性骨折的固定技术

A.将粉碎的骨折块去除,骨折端修理平整;B.所示复位,用螺丝钉加钢丝环扎固定

随着新技术的发展和新材料的应用,目前已经有许多新的内固定方式应用于临床并取得了良好的近期和远期效果,如形状记忆骑缝钉、聚髌器等。镍钛聚髌器固定遵循了髌骨、髌股关节的解剖学及生物力学特点,利用其形状恢复力和由弧差产生的回弹力,组成了多维的以纵向为主的持续向心压应力。此种固定符合张力带原则,复位、固定兼备、可靠。具有手术创伤小、操作简单、术后可早期行膝关节功能锻炼、能有效防止膝关节粘连僵硬、利于关节功能恢复、取出方便等优点。

2.髌骨部分切除

如果髌骨粉碎性骨折而无法对所有骨折块进行稳定固定,则考虑进行髌骨部分切除和伸膝装置修补术。这种情况多见于上下极的粉碎性骨折。切除粉碎部分,通过剩余髌骨纵行钻孔,作为肌腱或髌韧带缝合的通道,将髌韧带或股四头肌腱与保留的骨块缝合固定,然后对髌骨支持带进行重叠修复。

3.全髌骨切除

当骨折粉碎严重、无法保留主要的与股骨关节的连续性骨折块时,可行全髌骨切除术。虽然手术技术简单,术后制动时间缩短,但远期疗效并不令人满意,并发症较多,在行全髌骨切除时,将碎骨片仔细解剖并清除,保留尽量多的软组织。用不可吸收缝线修复伸膝装置,采用直接缝合或重叠缝合。术中缝线收紧之前,应保证膝关节可以弯曲到 90°而不对吻合口产生过分张力。如果没有足够的肌腱或韧带,可以行倒 V 字缝合术,填充缺损。术后膝关节伸直位石膏制动 3~6 周,并逐渐开始康复训练。

六、并发症

(一)膝关节活动障碍

髌骨骨折后膝关节活动障碍较为常见,主要是屈膝末期的活动度减低,另外行全髌骨切除术的患者伸膝末期力弱也很明显。随张力带手术的广泛开展,患者可以早期开始功能锻炼,因此骨折愈合后一般可以达到功能性的活动范围。

(二)感染

术后发生的感染需根据固定的稳定性和骨块血运情况进行处理。若固定牢固,血运良好,可行清创冲洗、放置引流,静脉应用足量抗生素。如果感染持续且有死骨形成,须将死骨完全清除,并行修补成形术,术后严格制动。

(三)内固定失败

可由内固定方式不合适、内固定不牢固、严重粉碎性骨折、不合适的负重运动及制动时间不足所致。轻微的移位可以通过延长制动时间促进骨折愈合,如移位过大或导致伸膝装置受损,则需要再次手术处理。

(四)创伤性骨关节炎

为髌骨骨折的远期并发症,常伴明显的髌股关节疼痛。治疗主要是非甾体抗炎药及理疗。

(五)骨折延迟愈合及不愈合

如果诊断骨折延迟愈合,需要一段时间的制动和观察。如果骨折仍未愈合,且患者不能耐受不愈合所致的功能受限,则需要再次手术重新固定。

(六)缺血性坏死

髌骨骨折术后的缺血性坏死少见,X 线表现为坏死骨端密度增高。无特殊方法治疗,一般采取随诊观察,数年后可能出现再血管化。

(七)内固定物刺激

保留内固定物所致的疼痛与软组织受到金属尖端的刺激有关。如有必要可将内固定物取出,但必须在骨折完全愈合、膝关节活动度恢复的基础上进行。年轻人骨质坚硬,松质骨螺钉在骨质内数年后常难以取出。

第六节 胫骨平台骨折

胫骨平台骨折是常见的膝关节骨折,发生率占全部骨折的 1%。

一、解剖

胫骨是主要负重骨,负重量占 85%,胫骨平台组成关节面,内侧平台稍大,在矢状和冠状面凹陷,外侧平台小,在上述两个平面凸起。内侧髁较强壮,因此外侧平台骨折多见,内侧平台骨折往往由较大的暴力引起,多合并软组织损伤,如外侧副韧带、腓总神经及腘动静脉等。

二、损伤机制

胫骨平台承受剧烈的内翻或外翻应力,同时承受轴向压力,这种损伤机制中,内外侧平台都会产生最常见的劈裂骨折、压缩骨折或劈裂压缩骨折。外力大小及方向、年龄、骨质量及膝关节屈曲程度决定骨折程度。

三、临床检查

胫骨平台骨折发生后,膝关节肿胀、疼痛、活动受限,直接暴力可造成局部软组织损伤或开放损伤,肿胀严重还须除外筋膜间室综合征,最后要检查膝关节韧带完整性。正侧位 X 线片是必需的,CT 三维重建可显示关节面的损伤情况。MRI 可显示半月板和韧带的损伤情况。血管造影可显示腘动静脉的损伤情况。

四、骨折分型

(一)AO 分型

根据 AO(骨折内固定研究学会)分型(图 4-18),胫骨平台骨折应属于 41B 和 41C 型。

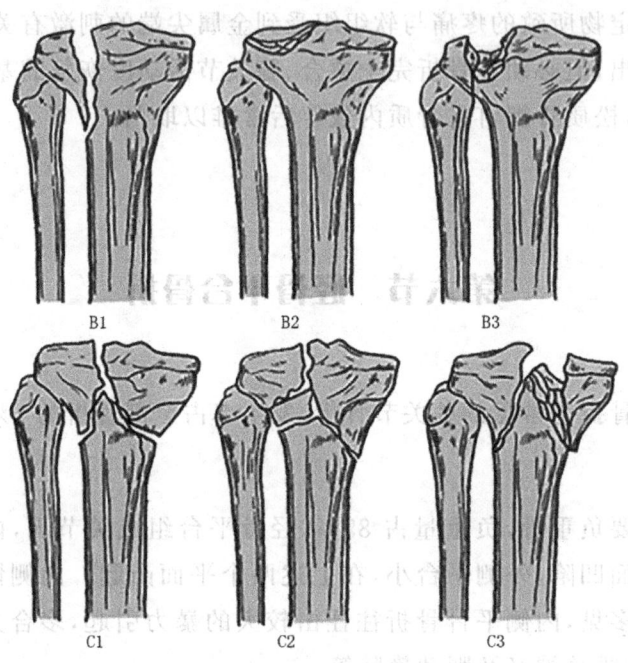

图 4-18　AO 分型

B 型为部分关节内骨折。B1 单纯劈裂,B2 单纯压缩,B3 劈裂压缩。C 型为完全关节内骨折。C1 关节面及干骺端简单骨折,C2 关节面简单骨折,干骺端粉碎性骨折,C3 关节面和干骺端骨折均粉碎性骨折

1.B 型为部分关节内骨折

B1:单纯劈裂;B2:单纯压缩;B3:劈裂压缩。

2.C 型为完全关节内骨折

C1:关节面及干骺端简单骨折;C2:关节面简单骨折,干骺端粉碎性骨折;C3:关节面和干骺端骨折均粉碎性骨折。

(二)Schatzker 分型

Schatzker 分型(图 4-19)在北美地区被广泛接受并使用,在我国也是临床上普遍使用的分型方法。

Ⅰ型:外侧平台劈裂骨折。

Ⅱ型：外侧平台劈裂压缩骨折。

Ⅲ型：外侧平台压缩骨折。

Ⅳ型：内侧平台骨折。

Ⅴ型：双侧平台骨折。

Ⅵ型：平台骨折累及干骺端。

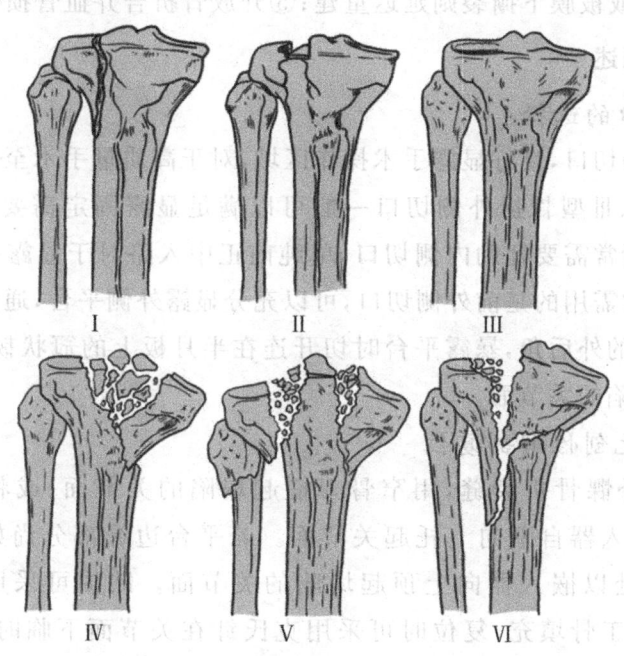

图 4-19　Schatzker 分型

Ⅰ型：外侧平台劈裂骨折；Ⅱ型：外侧平台劈裂压缩骨折；Ⅲ型：外侧平台压缩骨折；Ⅳ型：内侧平台骨折；Ⅴ型：双侧平台骨折；Ⅵ型：平台骨折累及干骺端

五、治疗

依据现代的治疗观点，每个骨折病例都存在独特的病理解剖特点，个体化的有效治疗非常重要，每一种治疗方式都有其优点与局限性，在计划治疗方案时必须予以考虑。

（一）保守治疗

适用于无移位或轻微移位的骨折，特别是合并严重骨质疏松或其他疾病的患者，保守治疗的目的不是解剖复位骨折，而是恢复力线及膝关节活动，轻度的内外翻是可以接受的。固定可采取石膏、支具或夹板固定，骨折稳定可早期被动活动，但不能负重。

(二)手术治疗

适应证包括：①骨折移位关节面不平整达到一定程度则需要矫正，移位程度仍有争论，台阶＞3 mm可引起局部接触压力增加；②关节不稳定（伸膝位内外翻＞10°）；③合并侧副韧带撕脱或断裂；④前交叉韧带撕脱骨折，骨折块足够大则固定，骨折块小或被膜下撕裂则延迟重建；⑤开放骨折合并血管损伤。

(三)手术概述

1.手术切口的选择

选择适宜的切口，良好显露手术操作区域，对于高质量手术至关重要。对于Schatzker Ⅰ、Ⅱ、Ⅲ型骨折外侧切口一般可以满足显露固定需要，而Schatzker Ⅳ、Ⅴ、Ⅵ型骨折常需要辅助内侧切口，单纯前正中入路对于显露平台的外后角不够满意。最常需用的是前外侧切口，可以充分显露外侧平台，通过适当向后推开，可显露平台的外后角，暴露平台时切开连在半月板上的冠状韧带，向上翻起半月板，显露塌陷的关节面。

2.关节面无创性解剖复位

可利用内外髁骨折裂缝，用窄骨刀撬起塌陷的关节面；或将骨皮质掀开后，直视下用嵌入器自下向上托起关节面。若平台边缘部分尚好，可采取"开窗"法，由开窗处以嵌入器向上顶起塌陷的关节面。缺损可采用自体髂骨植骨、异体骨或人工骨填充，复位时可采用克氏针在关节面下临时固定，复位过程中可采用C形臂机透视观察复位情况，恢复正常的胫股关节对合关系，注意内外侧关节间隙等宽，恢复关节面高度时可适当"超高"，即"宁过勿欠"。近端拉力螺钉应平行于平台的关节面，通过植骨块或在植骨块的下方，拉力螺钉的松紧度应适可而止，过度加压会导致平台变窄，关节面向上拱起影响正常的应力分布。

3.有效的内固定

部分Schatzker Ⅰ、Ⅱ、Ⅲ型骨折可采用单纯螺钉固定，但大多数胫骨平台骨折需要采用接骨板类固定器材。常用的接骨板有：L形、T形以及当前较新的内固定器材——LISS等。基本要求是接骨板须塑形良好，与骨干良好贴合，达到稳定固定的目的（图4-20、图4-21）。

4.处理并存的韧带、半月板损伤

内、外侧副韧带损伤必须一期修复，可直接缝合修补，要注意缝合松紧度，避免破坏膝关节动力平衡，防止发生关节不稳。关节囊损伤应一期仔细修补。半月板损伤比较常见的是周缘损伤和"桶柄样"裂,术中应尽可能行修补或修整术,尽量避免行全切术。

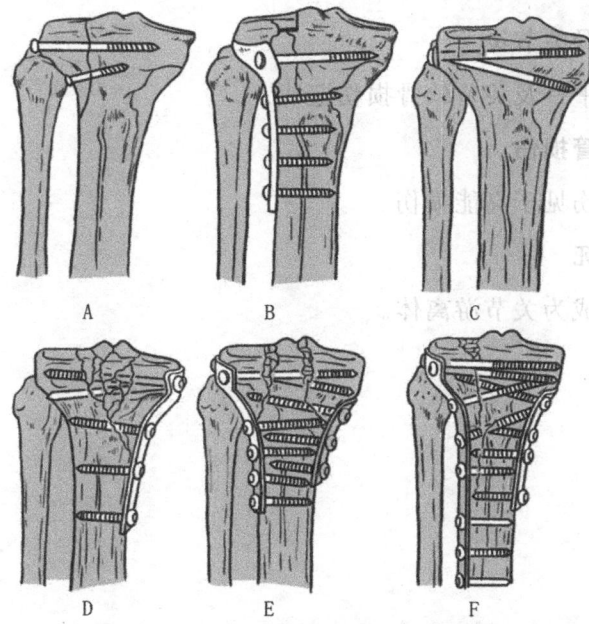

图 4-20　Schatzker Ⅰ～Ⅵ型胫骨平台骨折固定方式示意

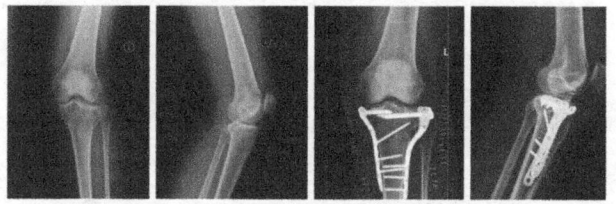

图 4-21　Schatzker Ⅴ型胫骨平台骨折切开复位内固定

六、并发症

(一)膝关节僵硬

膝关节僵硬常见,与创伤、手术、术后固定有关。

(二)感染

感染与软组织损伤有关,经过严重损伤的软组织切开固定继发感染概率增加。

(三)筋膜间室综合征

筋膜间室综合征少见,但后果严重,早期发现并及时处理。

(四)畸形愈合

Ⅵ型常见。

(五)创伤性骨关节炎

由关节面不平整及关节软骨损伤造成。

(六)神经血管损伤

神经血管损伤见于高能损伤。

(七)缺血坏死

骨块坏死可成为关节游离体。

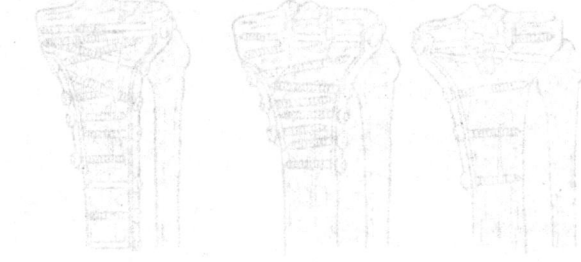

第一节　佝偻病与骨质软化症

一、定义

佝偻病与骨质软化症是指新形成的骨基质不能正常矿化的一种代谢性骨病,表现为非矿化的骨样组织(类骨质)堆积、骨质软化而产生的骨痛、骨畸形、骨折等一系列临床症状和体征。病变如发生在婴幼儿和儿童骨骼生长期,骨骼及软骨基质的生长板均钙化欠佳,称为佝偻病。病变如发生在成年人,由于骨骺生长板已闭合,则表现为骨样组织钙化不足,称为骨质软化症。

二、病因分类

佝偻病与骨质软化症的病因多而复杂,20 世纪 70 年代以前以维生素 D 缺乏为主要原因。近年来随着人民营养状况和生活条件的改善、对该病防治意识的提高以及分子生物学的发展对该病发病机制的认识加深,营养性维生素 D 缺乏佝偻病与骨质软化症明显减少,而遗传性、代谢性缺陷所致的佝偻病与骨质软化症成为更重要的原因。

佝偻病与骨质软化症最主要的原因是维生素 D 缺乏,其次是缺钙,再次是缺磷。病因也可以一种或数种合并存在,分类如下所述。

(一)维生素 D 缺乏

膳食中缺乏维生素 D 或因为日照少、使用防晒剂、所处地区纬度高等原因导致维生素 D 合成不足。

(二)维生素 D 吸收障碍

常由消化道疾病导致,如胃肠大部切除术后、慢性肝胆疾病、肝硬化、慢性胰腺功能不足等。

(三)维生素 D 代谢异常

遗传因素如先天性 1α-羟化酶缺陷或维生素 D 受体突变等,获得因素如服用抗癫痫药。

(四)肾性骨病

慢性肾功能不全时,$1,25-(OH)_2D$ 减少、血钙低、血磷高,促使甲状旁腺素分泌增加,引起高转换率骨病。

(五)酸中毒

肾小管酸中毒时肾小管重吸收磷酸根障碍,发生低磷血症,引起佝偻病/骨软化症。由输尿管乙状结肠造瘘或氯化铵等药物造成慢性酸中毒时,也可引起钙磷从骨骼释出,逐渐形成佝偻病/骨软化症。

(六)磷不足

包括低磷膳食、药物(如抗酸药)导致磷吸收障碍、肾小管磷酸盐重吸收障碍、遗传性低磷血症如性连锁低血磷佝偻病和散发性低血磷骨软化症。

(七)肿瘤

某些肿瘤可能分泌一种多肽激素,抑制近端肾小管对磷的重吸收,称排磷素。大多为属于间质的肿瘤,也见于表皮层或内皮层发生的癌,偶见于纤维增生异常症、神经纤维瘤等。

(八)Fanconi 综合征

病因分两类,可由原发性肾病所致,也可继发于某种病,如胱氨酸病、糖原病、Lowe's 综合征、Wilson 病、多发性骨髓瘤、肾移植、镉中毒、铅中毒等。

(九)矿化缺陷

原发性矿化缺陷如磷酸酶低下症,获得性矿化降低如二磷酸盐、氟中毒等。

(十)骨迅速形成

骨迅速形成见于甲旁亢纤维囊性骨炎术后或骨硬化病。

(十一)骨基质合成障碍

如骨纤维发生不完善症。

(十二)其他

包括慢性镁不足、中轴性骨软化症、长期肠外营养、免疫抑制剂治疗。

三、发病机制

(一)维生素 D 的来源及代谢

1.来源

维生素 D 为脂溶性类固醇衍生物,以维生素 D_2(麦角钙化醇)和维生素 D_3(胆钙化醇)较为重要,两者代谢和功能类同。维生素 D 可来自食物,植物和谷物中含维生素 D_2,动物食品如鱼肝油中含维生素 D_3,在体内外经紫外线照射后可转化为人体能吸收的维生素 D;食物来源的维生素 D 在小肠以乳糜微粒形式吸收,与胆汁酸盐的作用有关。维生素 D 的另一重要来源为体内合成,日光中紫外线使表皮基底细胞内大量存在的维生素 D_3 前身 7-脱氢胆固醇转化为维生素 D_3。

2.代谢

维生素 D_2 和维生素 D_3 为非活性物质,可与血浆中的 α-1 球蛋白结合储存于脂肪组织中。血液中维生素 D_2 和维生素 D_3 经肝细胞线粒体中 25-羟化酶的作用,转化为 25-$(OH)D_2$ 和 25-$(OH)D_3$。后又经肾小管上皮 1α-羟化酶进一步羟化为 $1,25$-$(OH)_2D_2$ 和 $1,25$-$(OH)_2D_3$,活性提高,而有类似于激素的作用。$1,25$-$(OH)_2D$ 受其自身合成的反馈调节,血浆中 $1,25$-$(OH)_2D$ 浓度升高可抑制肝内 25-羟化酶的作用,使 25-$(OH)D$ 和 $1,25$-$(OH)_2D$ 形成减少;反之,则增加。它还受血清钙、磷浓度和甲状旁腺激素以及降钙素的调节。低血钙时,甲状旁腺激素分泌增加,使肾 1α-羟化酶活性增高,$1,25$-$(OH)_2D$ 合成增加;高血钙时则相反。低血磷时亦可增加 $1,25(OH)_2D$ 的合成。

(二)维生素 D 的生理作用

维生素 D 通过对小肠、肾和骨 3 个靶器官的作用,维持和调节血浆钙和磷的水平,对骺板软骨和类骨组织的钙化是必不可少的。

(1)$1,25$-$(OH)_2D$ 促进小肠黏膜上皮对钙磷的吸收。

(2)$1,25$-$(OH)_2D$ 可促进肾近曲小管对钙磷的重吸收,但其作用较弱且尚不完全明确,需与甲状旁腺激素协同服用。

(3)$1,25$-$(OH)_2D$ 对骨有双重作用:一方面,当血钙降低时,$1,25$-$(OH)_2D$ 与甲状旁腺激素协同作用,从骨释出钙磷,维持血浆钙磷的正常浓度。另一方面,$1,25$-$(OH)_2D$ 促进骺板软骨和类骨组织的钙化,有利于骨盐的沉积。亦有人认为 $1,25$-$(OH)_2D$ 可增加类骨组织中钙结合蛋白的合成,即骨钙蛋白和骨联蛋白,它们使类骨周围组织液中的钙和磷与类骨中的 I 型胶原分子结合,类骨因此而钙化。

(三)钙与磷不足

(1)维生素 D 缺乏,主要是 $1,25-(OH)_2D_3$ 缺乏时,钙磷从肠道吸收减少,导致血钙磷下降,而促使甲状旁腺激素分泌增加,从而骨质脱钙,使血钙维持正常,但肾小管对磷的重吸收减少,使尿磷增加而血磷减少。这样,维生素 D 缺乏时,血钙在正常或偏低水平,而血磷减少。结果使钙磷浓度积降低,钙磷不能在骨基质中充分沉积,导致类骨组织大量堆积,造成佝偻病或骨质软化症。

(2)严重的肝损害时,肝细胞 25-羟化酶合成障碍,维生素 D 羟化不足,引起肝性佝偻病。

(3)慢性肾功能不全时,肾小管合成 1α-羟化酶不足,而使 $1,25-(OH)_2D$ 减少,钙磷吸收减少,又因肾小球滤过功能下降,磷酸盐潴留,以致血磷偏高,血钙则减少。另外,肾小管分泌 H^+ 和重碳酸盐重吸收障碍,亦使钙排出增加。上述改变促使甲状旁腺素分泌增加,骨质脱钙,钙盐沉积障碍,而引起肾性佝偻病。

四、临床表现

(一)佝偻病的临床表现

根据病因不同,佝偻病患儿的临床表现和严重程度也不同。轻型以神经精神症状为主,及时治疗可避免骨骼变化。中度患儿有骨骼畸形,全身症状轻。重度患儿骨骼畸形明显,全身症状显著。

1.神经精神症状

常见有:①食欲减退。②多汗,尤以头部出汗明显。③脾气差,易激动,睡眠不安,夜间常惊醒。④不活泼,神情呆滞,条件反射建立较慢。⑤直立行走较晚。

2.骨骼改变

可见有:①颅骨软化,指压后可凹陷,呈乒乓球样弹性感觉,颅骨 4 个骨化中心类骨质堆积向表面隆起形成方颅,囟门闭合迟。②肋骨和肋软骨交界处也有类骨质堆积膨大成串珠肋,同时肋骨缺钙变软受肋间肌牵引内陷,而胸骨突出,形成鸡胸。膈肌长期牵拉肋骨,在前胸壁出现横形的凹陷,即赫氏沟。③长骨骨端膨大,腕似手镯,踝似足镯,长骨骨干缺钙、软化因应力作用而弯曲,出现"O"形腿、"X"形腿。④脊柱弯曲。⑤骨盆前后径短、耻骨狭窄。⑥易骨折。⑦牙生长发育迟。

3.发育不良

表现为智能发育迟缓,行走较晚。

4.营养不良

可有毛发稀疏、枕秃、肌肉无力、贫血、腹胀、肝脾大等。

5.手足搐搦

在严重低钙血症时出现。

6.其他

抵抗力弱,易有感染。

(二)骨质软化症的临床表现

(1)常见于妊娠、多产妇、体弱多病老人。

(2)骨痛有以下特点:①早期症状常不明显,骨痛间断发生,冬春季明显,妊娠后期及哺乳期加剧。②渐变为持续性骨痛,部位不固定。③严重时表现为剧烈的全身骨痛,活动和行走时加重,走路呈"鸭步""企鹅步",蹒跚两边摆动。④起坐吃力,弯腰、梳头、翻身困难,重者不能行走。

(3)骨压痛:胸骨、肋骨、骨盆、关节部位可有压痛,但无红肿畸形。

(4)骨畸形可见:①胸廓内陷,胸骨前凸,形成鸡胸,影响心、肺功能。②脊柱侧弯畸形,驼背,身高缩短。③骨盆呈鸡心或三叶状畸形,可导致难产。

(5)骨折及假性骨折:轻微外伤可导致病理性骨折,特别是肋骨骨折。

(6)肌无力、肌萎缩:伴有明显低磷血症的患者,肌无力是一突出的症状,表现为手不能持重物或上举,双腿下蹲后不能独立站起,常需扶物或靠他人扶起,不能自行翻身坐起。长期活动减少可发生失用性肌萎缩,更加重肌无力。

五、诊断

应根据病史、临床表现、血液生化检查及X线片骨骼检查做综合分析,诊断的主要依据如下所述。

(一)病史

营养不良、进食不足的病史,尤其是缺少日光照射及户外活动或存在慢性消化系统疾病等。

(二)症状体征

佝偻病患儿的临床表现以神经精神症状、发育延迟和骨骼改变为主,骨软化症的典型表现为骨痛、骨畸形和假性骨折。

(三)血液生化检查

1.血钙磷

不同病因和不同程度的佝偻病与骨质软化症,其血钙、磷变化各异。血钙低、血磷正常或偏低,见于轻度维生素 D 缺乏性佝偻病等。血钙正常或偏低、血磷明显降低,见于 X 连锁低磷血症、肾小管和肿瘤性骨软化症等。血钙、磷均明显减低,对于诊断严重维生素 D 缺乏或维生素 D 代谢异常是有价值的。

2.尿钙磷

大多数佝偻病与骨质软化症突出的特征是 24 小时尿钙明显减少,一般在 50 mg左右,有的甚至不能测出。尿磷变化多不一致,与磷摄入量和有无继发甲旁亢有关。

3.血碱性磷酸酶和尿脱氧吡啶酚

几乎所有的佝偻病或骨质软化症患者,血碱性磷酸酶显著升高。患儿骨源性碱性磷酸酶含量测定诊断小儿佝偻病的灵敏度均高于也早于临床或 X 线诊断,且可作为佝偻病判定疗效的依据。尿脱氧吡啶酚可作为迟发性佝偻病辅助诊断的可靠指标之一。

4.甲状旁腺激素

佝偻病与骨质软化症患者伴明显的继发性甲旁亢时,可有 PTH 水平轻、中度升高。

5.维生素 D 测定

维生素 D 的检查对于鉴别佝偻病与骨质软化症的病因和类型是非常重要的。营养性维生素 D 缺乏时,25-(OH)D$_3$ 和 1,25-(OH)$_2$D$_3$ 均下降;维生素 D 依赖性佝偻病 I 型和肾性佝偻病 25-(OH)D$_3$ 正常,而 1,25-(OH)$_2$D$_3$ 水平减低;而维生素 D 依赖性佝偻病 II 型,1,25-(OH)$_2$D$_3$ 水平增高。

(四)X 线骨骼检查

1.佝偻病

主要表现为骨干和骨骺的普遍性骨质疏松、皮质变薄,或伴病理性骨折。可见钙化带粗糙,干骺端增宽,呈杯口畸形,骨干末端与相邻骨骺骨化中心间距离增宽,骨干缩短。长骨变曲可见膝内翻、膝外翻畸形等。

2.骨质软化症

表现为全身普遍性骨密度减低、骨畸形和假性骨折(Looser 带)。可见脊柱弯曲,脊椎双凹,椎间隙增宽,骨盆入口呈三角形或心形;两侧髋臼、坐骨和耻骨向内凹陷;严重者也可出现长骨弯曲;Looser 带呈垂直于骨表面的骨折样透亮线,它是骨软化症的一个重要 X 线特征(图 5-1)。部分病例有继发甲状旁腺亢进时,表现为指骨骨膜下骨吸收,少有骨囊肿。

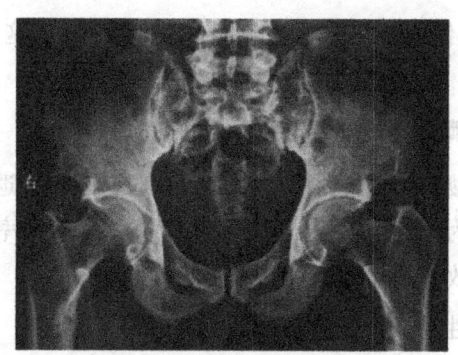

图 5-1 骨质软化症 X 线显示双股骨上段"假骨折线"

(五)骨密度检查

可见普遍性骨密度减低,以骨皮质更为显著。骨密度检查早期既可显示骨矿物质含量的减少及丢失的程度,也可作为骨软化治疗后恢复的评定指标,比 X 线检测更为准确。

六、鉴别诊断

应与其他原因引起的佝偻病/骨质软化症鉴别,这些疾病包括以下几种。

(一)维生素 D 依赖性佝偻病与骨质软化症 Ⅰ 型(VDDR type Ⅰ)

该病属于常染色体隐性遗传,基因确定为 12q14。与营养不良性佝偻病的鉴别之处在于:VDDR type Ⅰ 常发生于 1 岁以内婴儿,病情重,骨痛、骨折、血钙、磷减低显著,X 线改变明显。给予常规剂量的维生素 D 无效,需超常规剂量的维生素 D 方有疗效,且需终身治疗。

(二)维生素 D 依赖性佝偻病与骨质软化症 Ⅱ 型(VDDR type Ⅱ)

该病属于常染色体隐性遗传,基因定位于 12 号染色体,是由于 VDR 缺陷致血 $1,25-(OH)_2D_3$ 水平虽然正常但仍发生佝偻病。其特征是:发病年龄早,无缺乏维生素 D 及钙的病史,血钙、磷低,约 2/3 患者脱发,血 $1,25-(OH)_2D_3$ 水平增高,给予生理量维生素 D 及其衍生物疗效欠佳。

(三)肾性骨病

该病可由于先天或后天原因引起肾功能障碍,导致 $1,25-(OH)_2D_3$ 水平低、血钙低,血磷高,继发性甲状旁腺功能亢进及骨纤维炎。骨质普遍脱钙,有原发疾病症状及尿常规、肾功能改变。治疗用骨化三醇或阿法骨化醇疗效较好。

(四)低血磷维生素 D 抵抗性佝偻病(XLH)

该病为 X-性连锁显性遗传,突变基因定位于 Xp22.1,常有家族史。临床表现具有典型的三联征:低磷血症、下肢畸形和生长缓慢。这类患者需终身补充磷合剂。

(五)遗传性低血磷佝偻病伴高钙尿症(HHRH)

遗传性低血磷佝偻病伴高钙尿症(HHRH)是罕见的遗传病,可能属于常染色体隐性遗传。特点为:低磷血症、肾小管最大磷重吸收率降低、高尿钙症和肌肉软弱无力。补磷可改善症状但不能纠正肾失磷。

(六)常染色体显性遗传低血磷性佝偻病(ADHR)

该病属于常染色体显性遗传,突变基因定位于 12p13,多数发生于儿童。因 FGF-23 具有排磷作用,ADHR 患者肾丢失磷故有低磷血症、下肢弓形、佝偻病,易发生骨折。用磷酸盐及钙化三醇可改善低磷血症。

(七)Fanconi 综合征

Fanconi 综合征指近曲肾小管多发性重吸收障碍所致的佝偻病/骨质软化症,表现有广泛的代谢异常:近曲肾小管酸中毒、低磷血症、低尿酸血症、低钾血症、尿糖高而血糖正常、氨基酸尿及低分子量的蛋白尿。补磷和维生素 D 可好转。

(八)肿瘤所致骨质软化症(TIO)

引起骨软化的肿瘤大多属于间质的肿瘤,其分泌的排磷素是主要致病因素,肿瘤切除后代谢异常和代谢性骨病好转。

(九)低磷酸酶症

该病属于常染色体显性和隐性遗传,是一种罕见的遗传病。其严重类型的新生婴儿极少存活。本病特点为:碱性磷酸酶(ALP)之非特异同工酶(骨/肝/肾)活性降低,组织特异的 ALP(肠/胎盘/生殖细胞)并不减少。临床表现在骨及牙齿病变:颅缝可见未钙化的骨前质,佝偻病/骨质软化症,骨碱性磷酸酶活性低,牙骨质再生障碍或再生不良,牙髓腔增宽。目前无有效的治疗方法。

(十)轴性骨软化症

该病多属散发性,是极稀少的病,多见于中年男性。是由于成骨细胞缺陷,骨前质虽丰富但不易钙化。其特点为:脊椎和骨盆呈骨软化改变而四肢骨无变化。

七、预防与治疗

(一)维生素 D

由于佝偻病/骨质软化症最主要的原因是维生素 D 缺乏,因此摄入富含维生素 D 的食物,增加日照和户外活动,补充维生素 D 制剂尤为关键。

目前常用的维生素 D 制剂包括维生素 D_2 胶丸/片剂、维生素 D_3 胶丸/滴剂、维生素 AD 胶丸/滴剂、维生素 D 活性代谢物及其衍生物如骨化三醇、阿法骨化醇等。一般用普通维生素 D 制剂,即维生素 D_2 或维生素 D_3 就足以有效。预防剂量依年龄而定,中国人维生素 D 的推荐摄入量(RNI)见表 5-1,一般为 400~800 U/d。治疗剂量:维生素 D 口服 2 000~4 000 U/d,待病情明显好转后改为预防量。不能口服或较重的患者需直接肌内注射维生素 D 20 万~30 万 U 1 次,3 个月后改为维持量。肾性骨病给予普通的维生素 D 制剂疗效不好,应优选阿法骨化醇或骨化三醇。

表 5-1　中国人维生素 D、钙、磷的 RNI 或 AI

年龄(岁)	维生素 D RNI($\mu g/d$)	钙 AI(mg/d)	磷 AI(mg/d)
0~	10	300	150
0.5~	10	400	300
1~	10	600	450
4~	10	800	500
7~	10	800	700
11~	5	1 000	1 000
14~	5	1 000	1 000
18~	5	800	700
50~	10	1 000	700
孕早期	5	800	700
孕中期	10	1 000	700
孕晚期	10	1 200	700
乳母	10	1 200	700

补充维生素 D 过程中,应同时补充钙剂。注意定期监测血钙、磷和碱性磷酸酶水平,并随时调整维生素 D 和钙剂用量。

(二)钙剂

发生营养不良性佝偻病/骨质软化症,缺维生素 D 是最主要的原因,其次是缺钙,故应同时补给一定量的钙剂。另外维生素 D 治疗促进大量钙离子进入骨,导致血钙更低,及时补充钙剂可预防手足搐搦的发生。

补钙的方式有食补和药补,含钙高的食物,如牛奶每 100 mL 含钙约

120 mg。饮食摄入钙如达不到 AI,则需药补。目前国内钙制剂很多,不管使用何种钙剂,均应以补充元素钙的量为准。不同年龄和不同生理状态钙的适宜摄入量(AI)见表 5-1。

(三)其他营养素

佝偻病/骨质软化症患者常伴有营养不良症和多种维生素缺乏,如蛋白质和多种维生素,应给予补充。

(四)病因治疗

对特殊类型的佝偻病/骨质软化症,应积极治疗原发病。低血磷维生素 D 抵抗性佝偻病在补充活性维生素 D 和钙剂同时,还应补充中性磷制剂。肾小管酸中毒患者,还应给予碳酸氢钠纠正酸中毒。肿瘤所致骨软化症,应尽早切除肿瘤。严重骨骼畸形者,可酌情考虑手术矫形。

第二节 骨质疏松症

骨质疏松由 Pommer 提出时人们对它的认识有限,仅限于全身骨质减少或者老年骨折。Albright 提出雌激素缺乏学说后,人们开始关注骨质疏松的病因研究。无创骨量测定技术——双能 X 线骨密度仪的问世、无创骨转换生化指标的临床应用、大系列临床药物试验以及降钙素、双膦酸盐、活性维生素 D、甲状旁腺激素等新药的问世,使骨质疏松的临床研究进展迅速。

一、定义

国际上普遍接受的骨质疏松的定义是哥本哈根第三届国际骨质疏松研讨会以及香港第四届国际骨质疏松研讨会上提出的,即骨质疏松是以骨量减少,骨的微结构破坏为特征的,导致骨的脆性增加,易于发生骨折的一种全身性骨骼疾病。世界卫生组织(WHO)的这一定义强调了骨量、骨微结构的重要性,并指出骨脆性增加、骨折危险性增加是骨质疏松的严重后果。

二、分类分型

骨质疏松症按发病机制分为原发性和继发性两大类。其中原发性骨质疏松症又包括绝经后骨质疏松症(Ⅰ型)、老年性骨质疏松症(Ⅱ型)和特发性骨质疏松症(包括青少年型)3 型。

(一)原发性骨质疏松症

原发性骨质疏松症指随增龄和/或女性绝经所致的异常骨丢失继而发生的骨质疏松。

1.绝经后骨质疏松症(Ⅰ型)

一般发生在妇女绝经后 5～10 年,因雌激素水平低下所致骨量快速丢失继而引发的骨质疏松。

2.老年性骨质疏松症(Ⅱ型)

随增龄所致的异常骨丢失而引发的骨质疏松。

3.特发性骨质疏松(包括青少年型)

指未发现明确病因的骨质疏松症,多见于青少年。

(二)继发性骨质疏松症

继发性骨质疏松症是由影响骨代谢疾病、药物或处于特殊环境(如制动、失重)等因素导致的骨质疏松。常见原因如下。

1.内分泌代谢性疾病

骨软化症、皮质醇增多症、甲状旁腺功能亢进症、甲状腺功能亢进症、糖尿病、性腺功能减退症、垂体催乳素瘤等。

2.慢性疾病

胃肠吸收功能障碍、胃切除术后、慢性肝病、慢性肾脏疾病(如肾性骨营养不良、肾小管性酸中毒、范可尼综合征)及类风湿关节炎等。

3.恶性肿瘤

常见原发于骨组织的肿瘤(如多发性骨髓瘤)、骨转移瘤(如乳腺癌、肺癌、肾癌、睾丸肿瘤、淋巴瘤)及肿瘤治疗后产生的治疗相关性骨质疏松。

4.药源性骨质疏松症

糖皮质激素、甲状腺激素、抗癫痫药、抗凝药(如肝素)及抗肿瘤药(如甲氨蝶呤)等。

5.失用性骨质疏松症

失用性骨质疏松症是多种原因引起的骨骼承受的应力减少导致骨吸收超过骨形成,出现低骨量及骨组织微结构退变。全身性骨质疏松见于长期卧床、截瘫、太空飞行等;局部性的见于骨折后、Sudecks 肌萎缩、伤后肌萎缩等。

三、危险因素

(一)骨质疏松危险因素

骨质疏松的危险因素很多,它们彼此相关又相互影响。如两种危险因素同时存在则危害更大。已有很多研究支持以下一些因素与骨质疏松症有关,这些因素或者影响骨峰值形成,或者影响骨丢失的速度,或者二者均受影响。这些因素包括以下内容。

1.固有因素

(1)人种:白种人和黄种人患骨质疏松症的危险高于黑人。

(2)老龄:年龄是骨质疏松症最明确的危险因素,骨密度随着年龄的增加而下降,骨折率随着年龄的增加而上升。60 岁以后,妇女每增龄 5 岁,骨折发生率将增加 1 倍。男女两性在 65～70 岁以后均可经历因年老引起的退化性骨丢失。

(3)女性绝经:女性绝经后雌激素缺乏使破骨细胞活跃,骨吸收增加,骨转换加快,导致骨量的快速丢失。

(4)母系家族史:研究表明有髋部骨折家族史的妇女和无髋部骨折家族史的妇女比较,有家庭史的发生骨折的危险性增加3～4 倍,因此母系骨折家族史是发生骨折的独立危险因素。

2.非固有因素

(1)低体重:根据 Wolff 定律,骨矿含量及骨结构由骨的力学强度决定。骨的力学强度由负荷外力决定,骨受的外力包括重力、肌力和地面冲击力,其中肌肉的主动收缩是骨负荷的主要来源。所以体重过轻或在太空失重的情况下均可发生骨质疏松。

(2)营养失衡:蛋白质与氨基酸是骨有机质合成的重要原料。很多研究显示蛋白质摄入不足或过量都可对钙平衡和骨组织钙含量起负性调节作用。此外,与骨质疏松发生有关的营养因素还有磷、镁、维生素 K、维生素 C 等。

(3)性腺功能低下:早绝经(40 岁以前绝经)、双侧卵巢切除、绝经期前的长期闭经,导致雌激素缺乏易发生骨质疏松。睾酮分泌对青春期男孩和成年男性达到和维持骨量峰值也同样重要。雌激素在男性骨骼生长和成熟中同样起作用。成年男性性腺功能减退所导致的功能紊乱最终会导致骨质疏松。

(4)体力活动缺乏:骨组织的代谢和骨骼强度离不开肌肉的牵拉和收缩刺激,缺乏肌肉的活动,会导致失用性骨量丢失。同时缺乏运动引起肌肉力量下降和平衡协调功能低下,使老人容易摔倒,增加骨折危险。长期久坐、卧床、制动者患骨质疏松症的危险性高。

(5)钙和/或维生素 D 缺乏(光照少或摄入少):人体中的钙 99％存在于骨骼和牙齿中。骨骼中的钙有两种作用,一是作为骨矿物质的重要成分,使骨骼具有一定的强度。同时骨骼又是人体钙的储存库。人在不同年龄阶段都需要钙的摄入。儿童期足量的钙摄入对于获得理想骨峰值十分重要。绝经后雌激素减少和老龄伴随肾功能下降、肾脏 1α-羟化酶对 PTH 相对抵抗增加,出现钙吸收减少,尿钙排量增加,骨吸收有所增强,故应较成年期及时补充更多的钙剂,以预防或延缓骨量的丢失。维生素 D 缺乏会影响肠钙吸收。老年人由于光照少,维生素 D 摄入不足,肾功能减退,肾脏 1α-羟化酶活性降低,影响了维生素 D 的活化过程。维生素 D 缺乏时出现肌肉强度明显减弱,易致跌倒,这也是老年骨质疏松患者易发髋部骨折的因素之一。

(6)吸烟、过度饮酒:酗酒、嗜烟、过多饮用咖啡及饮料等不良生活方式者,患骨质疏松危险性高。有研究显示吸烟的老年人肠钙吸收明显降低,现时吸烟者骨量丢失率为正常人的 1.5～2 倍。乙醇可直接作用于成骨细胞而抑制骨形成,慢性乙醇中毒常发生肝硬化,影响 25-(OH)D 在肝脏的生成,维生素 D 代谢紊乱,影响肠钙吸收。此外,饮酒可使皮质类固醇分泌过多,使尿钙排出增多。

(7)失重、长期制动:宇航员在失重的状态下会呈现钙的负平衡,骨密度下降。绝对卧床11～61 天即可见骨量减少,但活动可使其恢复,然而恢复需更长时间。卧床 1 个月、2 个月和 3 个月,跟骨骨密度下降分别为 2.6％、7％和11.2％。卧床 17 周,椎骨、股骨颈、胫骨近端均有明显骨丢失。骨折后用石膏固定肢体患者,可出现负氮和负钙平衡,恢复运动后可逆转。

(8)合并影响骨代谢的疾病:有些疾病与骨质疏松症的发生有关,如原发性甲状旁腺功能亢进症、慢性肾功能不全、胃肠吸收功能障碍、类风湿关节炎等。

(9)应用影响骨代谢药物:长期服用糖皮质激素、抗癫痫药、甲状腺素、肝素、免疫抑制剂、芳香化酶抑制剂等,易发骨质疏松。

(二)骨质疏松性骨折危险因素

1.年龄

骨折风险随年龄增加而增加。

2.性别

女性骨折风险高于男性。

3.低骨密度

低骨量是脆性骨折最重要的预报器。骨密度减少 1SD,骨折的相对危险性增加 1.5～3 倍。

4.低体质指数

身体瘦小者骨量低下,易患骨质疏松症。

5.既往脆性骨折史

有脆性骨折史患者更易发生再次骨折,一个骨密度低的患者合并一个椎体骨折,其骨折危险性比一个骨密度高且无骨折的患者高 25 倍;一个中等骨密度者合并一个椎体骨折其骨折危险性是低骨密度且无椎体骨折者的 2 倍。

6.父母髋部骨折史

父母有过髋部骨折,子女发生骨折的危险性增加。

7.接受糖皮质激素治疗

用糖皮质激素治疗者骨折发生率比不用者高 1.3～2.6 倍,椎体骨折危险增加 4 倍,髋部和桡骨骨折增加 2 倍。

8.吸烟

有研究表明吸烟者常伴有反应性氧中间产物浓度增加,降低抗氧化维生素水平,增加氧自由基浓度,引起骨吸收、骨量丢失,增加骨折风险。

9.过量饮酒

有人报道,健康男性每天饮酒 30 g 后 3 周中骨钙素浓度可降低,意味着成骨细胞活性下降。每天饮酒 72 g 持续时间超过 5 年者与已戒酒 2 年者相比,其骨形成率减少 50%。

10.合并其他引起继发性骨质疏松的疾病

(1)内分泌疾病:如库欣综合征、甲状腺功能亢进、甲状旁腺功能亢进、糖尿病、垂体催乳素瘤、性腺功能减退等。

(2)慢性疾病:如胃肠吸收障碍、肝功能损害、肾性骨营养不良、肾小管性酸中毒、类风湿关节炎、氟骨症、神经性厌食等。

(3)恶性肿瘤:如多发性骨髓瘤、白血病、淋巴瘤及肥大细胞增生症。

(4)先天性遗传性疾病:如成骨不全、高胱氨酸尿症、Fanconi 综合征、马方综合征。

(5)营养障碍:如蛋白质缺乏、维生素 C 缺乏、肝豆状核变性等。

11.类风湿关节炎

类风湿关节炎的骨质疏松可分为局部和全身的。局部的骨质疏松是由于患病关节的疼痛、关节功能受限引起的失用性萎缩,以及关节周围血运障碍造成。全身的骨质疏松可能与化学介质(如破骨细胞活化因子)、免疫系统异常或由此产生的体液因子影响骨形成及骨吸收有关。

四、临床表现

骨质疏松症病情较轻时常无明显特征性的自觉症状,往往在骨折发生后经检查时才发现已有骨质疏松改变,因此被称为"静悄悄的流行病"。骨质疏松症发展到一定程度,常出现以下症状。

(一)疼痛

骨质疏松症最为常见的临床症状是不同程度、不同部位的骨骼及关节疼痛,多无关节红肿变形,而常常伴随有腰腿乏力,双下肢抽筋。疼痛最常见的部位是腰背部、肋部及髋部,严重时全身疼痛难忍,翻身、起坐、行走等活动困难或受限。

(二)脊柱变形

一些骨质疏松患者有身高变矮、脊柱畸形、弯腰驼背,这是因为骨松质更易发生骨质疏松性改变,椎体主要由骨松质组成,而且支撑整个身体,负重量大,容易产生身高变矮。骨质疏松时骨小梁变细、变薄、断裂,强度变弱,椎体易于变形,轻者,变形只累及 1～2 个椎体,重者,可累及整个脊椎,身高缩短 10～15 cm。椎体压缩,但椎体后结构如棘突、椎板、椎弓根并未压缩,造成整个脊椎前屈和后突驼背畸形。驼背越重,腰背痛越明显。有的患者还伴有脊柱侧凸畸形。有的患者因椎体压缩性骨折导致胸廓畸形,腹部受压,影响肺功能和消化功能等。

(三)骨折

骨质疏松患者发生脆性骨折的常见部位为椎骨、髋部、桡骨、尺骨远端和肱骨近端,其他部位亦可发生骨折。椎体压缩性骨折发生后,有的患者立即出现该部位的急剧锐痛;有的是背部慢性深部广泛性钝痛,伴全身乏力;有的无自觉症状,偶因拍椎体 X 线片而被发现。许多患者骨折反复发生,甚至轻微外力作用、咳嗽、大笑都可能导致骨折,此时会出现明显的剧烈骨痛及肢体活动受限。

(四)常见体征

骨质疏松患者最常见的体征是脊柱弯曲变形,还常有椎体的压痛。压痛部位多见于下胸段、上腰段椎体、髋关节外侧及胸廓,压痛部位常伴有叩击痛。如果骨质疏松性骨折愈合欠佳,骨折两端骨骼对位、对线不良,有可能发生肢体弯曲畸形。骨痛、骨骼畸形、体位异常及肢体乏力可导致患者体态及步态异常、活动协调性差。

五、诊断

(一)诊断方法

骨质疏松的诊断必须有症状、体征、实验室检查、X线摄片等方法的帮助,但骨质疏松特异的、定量的诊断方法是骨密度测定。骨密度(BMD)是指单位体积(体积密度 mg/cm³)或者是单位面积(面积密度g/cm²)的骨矿含量,二者能分别通过无创技术进行测量。骨密度约反映骨强度的70%。

1.骨量检查

(1)骨X线摄片法:是观察骨组织的形态结构和对骨质疏松所致各种骨折进行定性和定位诊断的一种较好的方法,并对骨质疏松与其他疾病的鉴别诊断有一定价值。此外,参考X线片上粉碎性骨折、骨赘、软组织钙化的存在,对正确解释骨密度测量所显示的高骨密度状态有重要价值。常用摄片部位包括椎体、髋部、腕部、掌骨、跟骨和管状骨等。平片上反映骨量减少的基本X线征象有骨透光度增高、骨小梁减少和骨皮质变薄、后期骨大体结构的变形和骨折等。但常规只有在骨量遗失超过30%~50%时,才能用肉眼观察到骨质疏松的征象,且由于受射线源曝光时间、电压等多种技术因素影响,X线诊断骨质疏松敏感性和准确性较低,重复检查的稳定性较差,早期诊断的意义不大。

(2)骨密度测定:是目前诊断骨质疏松、预测骨质疏松性骨折、监测自然病程或药物干预疗效的现有最佳定量指标。骨密度测定有多种方法,包括双能X线吸收法(DXA)、外周双能X线吸收测定术(pDXA)、定量CT(QCT)、双光子吸收法(DPA)、单光子吸收法(SPA)以及单能X线吸收法(SXA)等。其中DXA是最佳的检测方法,是诊断骨质疏松的金标准。DXA具有准确度和精确度高,放射剂量低,可测量部位多,扫描时间短,适用范围广,应用方便等优点。常用测量部位有腰椎、髋部(股骨颈、大转子、转子间、总髋部、Wards三角)、前臂、全身、人工股骨置换后监测、人体成分、儿童、小动物测量等,多部位测量有助于提高骨质疏松的检出率。

(3)其他骨测量方法:如定量超声(QUS)、定量磁共振(QMR)等,这些方法不是直接测量感兴趣区的骨密度,但可用于评估骨折的危险性。

2.脊椎骨折的估计

脆性脊椎骨折是骨质疏松的后果或并发症。确定骨折的有无、类型、程度、范围和病因推测都应该进行拍片。另外骨质疏松的流行病学调查和临床药物试验中,脊椎骨折是很重要的终点,为此一般需常规摄胸腰椎侧位片,包括 $T_4 \sim L_4$

全部椎骨 X 线片。

椎体骨折后形状的改变可分为楔形、双凹形和压缩形。楔形骨折表现为前高减少而后高保持不变；终板骨折则显示为双凹状变形，也称为"鱼形椎"，表现为中高减少；压缩形骨折则前高和后高同时减少。

脊椎骨折的诊断主要有两种方法：半定量性分析和定量性形态学测量。半定量诊断方法是由放射科医师用目测评估脊椎骨折，不需测量椎体高度，而是将椎体变形的程度以分级的方式表示骨折的状态。脊椎骨折的半定量法有 Smith法、Meunier 法、Kleerekoper 法和 Genant 法，其中 Genant 半定量法是目前广受采纳的方法，其优点在于：①该法用目测来确定椎体高度减低程度和椎体的形态改变，以判断骨折严重程度。②同时能注意到椎体形态变化，以及与相邻椎体轮廓进行比较。③使用此法诊断椎体骨折具有较高的敏感性和特异性。④当随访出现椎体高度进一步减少并达到或超过 I 度以上时，此法可评定有再发性骨折。Genant 法对 $T_4 \sim L_4$ 的椎体分为 4 度：$0°$正常；I 度轻度骨折（椎体前、中和/或后高减低为 $20\% \sim 25\%$，椎体面积减少 $10\% \sim 20\%$）；II 度中度骨折（椎体前、中和/或后高减低为 $25\% \sim 40\%$，椎体面积减少 $20\% \sim 40\%$）；III 度重度骨折（椎体前、中和/或后高减少 40% 或 $>40\%$，椎体面积减少约 $>40\%$）。

实际上半定量和形态学定量方法同时使用更好，既目测判断，排除其他继发性骨质疏松、先天畸形、遗传性疾病、肿瘤、炎症、结核、外伤所引起的脊椎变形和压缩骨折，也要进行形态学定量分析，以确定压缩的百分比、压缩分级。定量法检测脊椎变形应该标定测量点，即将椎体的四角及上下终板的中点做标记，分别测出前高（Ha）、中高（Hm）和后高（Hp）。Melton 和 Eastell 法是计算高度比率：前高/后高比率（楔形骨折），中高/后高比率（终板骨折），骨折椎后高/其上、下-正常椎后高比率（压缩骨折）。当受检椎自身各高度的比例如椎体前/后高比率低于 0.85（即减少 15% 时），则认为该椎体发生变形。或与正常人群椎高比率的均值及标准差，如果 Ha/Hp 比率低于该椎体平均值 3 个标准差以上，则认为该椎体有变形。定量法还可了解椎体压缩的程度，用% 表示，椎体压缩的百分比程度＝（Hp－Ha）÷Hp×100/100 或（Hp－Hm）÷Hp×100/100，如本椎体后高压缩，则借用相邻椎体的后高。

近年来，脊椎骨折评估有了新进展，形态学 X 线吸收骨密度测量法（MXA）除可测量骨密度外，其图像可供测量椎体的高度，并提供软件半自动或自动计算椎体的高度。此法与传统 X 线平片比较，具有低曝光量、固定的靶片距离和扇形束扫描、患者体位的标准化、电子化影像和测量数据便于储存和分析的优点。

3.实验室检查

(1)血尿常规、肝肾功能、血糖、钙、磷、碱性磷酸酶、性激素、甲状旁腺激素、25(OH)D等检测,可根据鉴别诊断的需要进行选择。

(2)骨转换生化指标:指骨组织在塑建和重建过程中的代谢产物,所以又叫骨代谢生化标志物或骨代谢标志物,或简称骨标志物。骨转换生化指标分为骨形成指标和骨吸收指标。前者代表成骨细胞活动和骨形成时的骨代谢产物,包括血清碱性磷酸酶(ALP)、骨源性碱性磷酸酶(BALP)、骨钙素(OC)、Ⅰ型原胶原 C-端前肽(PICP)、Ⅰ型原胶原 N-端前肽(PINP)。后者代表破骨细胞活动和骨吸收时的代谢产物,特别是骨基质降解产物,包括空腹 2 小时尿钙/肌酐比值、血清抗酒石酸酸性磷酸酶(TPACP)、Ⅰ型胶原 C 末端肽(S-CTX)、尿吡啶啉(Pyr)、尿脱氧吡啶啉(D-Pyr)、尿Ⅰ型胶原交联 C-末端肽(U-CTX)、尿Ⅰ型胶原交联 N-末端肽(U-NTX)。这些指标的测定有助于判断骨转换的类型、骨丢失速率、骨折风险的评估、了解病情进展、干预措施的选择以及疗效监测等。

在以上诸多指标中,国际骨质疏松基金会(IOF)推荐 PINP 和 S-CTX 是敏感性相对较好的骨转换生化标志物。

(二)诊断标准

1.疑似诊断

(1)临床表现:症状轻微时不易察觉,严重时有疼痛、脊柱变形和发生脆性骨折等。

(2)高危人群的筛查方法:包括骨质疏松风险的筛查(骨质疏松症风险 1 分钟测试题和 OSTA 指数评估)和 FRAX 骨质疏松性骨折风险预测。

(3)以下骨测量方法的测定结果,可作为疑似诊断的参考依据:QCT、QUS、X 线摄片法及 pDXA。

2.确诊标准

(1)任何部位发生了脆性骨折临床上即可诊断骨质疏松症。

(2)把 DXA 骨密度测量结果作为骨质疏松症确诊的主要标准,具体诊断标准见表 5-2。

表 5-2　骨质疏松症的骨密度诊断标准

诊断	T 值
正常	T 值≥−1
骨量低下	−2.5＜T 值＜−1
骨质疏松	T 值＜−2.5

骨密度通常用 T-Score（T 值）表示，适用于围绝经期和绝经后妇女以及 50 岁以上男性骨密度测定结果的表达。T 值＝（骨密度测定值－骨峰值）/正常成人骨密度标准差，表示接受测量者的骨密度值与同种族人群峰值骨密度均值的差异。对于绝经前女性和＜50 岁男性的骨密度测定结果的表达采用 Z 值。Z 值＝（骨密度测定值－同龄人骨密度均值）/正常人群骨密度标准差，表示接受测量者的骨密度值与同种族同龄人骨密度均值的差异。

六、鉴别诊断

（一）需要鉴别的主要疾病

影响骨代谢的内分泌疾病（性腺、肾上腺及甲状腺和甲状旁腺疾病等），类风湿关节炎等免疫性疾病，影响钙和维生素 D 吸收和调节的消化道和肾脏疾病，多发性骨髓瘤和转移瘤等恶性疾病，长期服用糖皮质激素或其他影响骨代谢药物，以及各种先天和获得性骨代谢异常疾病等。

（二）鉴别诊断需要检查的项目

1.鉴别诊断必须检查的基本项目

（1）骨骼影像学检查：关注任何骨骼影像学的异常征象，并与相应疾病鉴别。

（2）实验室检查：包括血常规、尿常规、血沉、肝功能、肾功能、钙、磷、碱性磷酸酶等，原发性骨质疏松症患者上述实验室测定值通常在正常范围。

2.鉴别诊断酌情检查项目

当上述基本检查结果异常，则需要做进一步鉴别，可酌情选择以下项目，如血清蛋白电泳、性腺激素、25（OH）D、1,25（OH）$_2$D、甲状旁腺激素、尿钙磷、甲状腺功能、皮质醇、血气分析、血尿轻链、肿瘤标志物、甚至放射性核素骨扫描、骨髓穿刺或骨活检等。

七、防治措施

骨质疏松的治疗原则是：缓解骨痛，改善功能，提高骨量，预防骨折。因一旦发生骨质疏松性骨折，患者生活质量下降，出现各种合并症，可致残致死。所以骨质疏松症的预防比治疗更现实和重要。就骨质疏松治疗时机而言，强调早期治疗，一旦骨质疏松诊断成立立即开始治疗都是正确的。

（一）基础措施

基础措施需要长期坚持，应贯穿于骨质疏松防治的全过程，同样也适用于骨质疏松症药物治疗和康复治疗期间。基础措施的内容包括以下几项。

1.调整生活方式

(1)科学饮食:应采用富含钙、低盐和适量蛋白质的均衡膳食。

(2)适当运动:适当的户外活动和体育锻炼,有助于骨健康。

(3)改变不良生活习惯:避免嗜烟、酗酒和过多饮咖啡、碳酸饮料,老年人不宜弯腰、弓背或抬举重物。

(4)防止跌倒:建立安全的家居环境,如家中地板防滑、卫生间装夜灯、避免搬运重物、避免单腿站立取高处物体等。老年人易穿舒适的衣裤和鞋,并加强自我保护。户外运动中,可使用运动保护工具如各种关节保护器或用拐杖、可移动的扶手协助运动。注意治疗有增加跌倒危险的疾病,避免使用增加跌倒危险的药物。

(5)慎用影响骨代谢的药物:如糖皮质激素、抗癫痫药、甲状腺素、肝素、免疫抑制剂等。

2.适量的钙和维生素 D 摄入

(1)钙剂:人体需要的钙主要靠摄入,成人每天钙元素摄入的推荐量为800～1 000 mg。富含钙的食品有牛奶及乳制品、豆制品、海产品、绿叶蔬菜和芝麻等,如果饮食中钙供给不足可选用钙补充剂。钙剂有碳酸钙、枸橼酸钙(或柠檬酸钙)、氯化钙、醋酸钙、乳酸钙、磷酸钙、葡萄糖酸钙、氧化钙、氢氧化钙、氨基酸钙和其他有机酸钙如 L-苏糖酸钙等。选择钙剂时应选元素钙含量高,安全性好,价格适宜的。虽然钙摄入可减缓骨的丢失,但不能替代其他抗骨质疏松药物治疗。

(2)维生素 D:人体需要的维生素 D 主要由接受日照后皮肤合成,极少量来自食物。维生素 D 缺乏可导致继发性甲状旁腺功能亢进,增加骨的吸收,可引起或加重骨质疏松。因为老年患者户外活动减少,日照不足,胃肠吸收欠佳,肾功能降低,所以体内维生素 D 水平常常低于年轻人。维生素 D_3 成年人推荐剂量 200 U(5 μg)/d,老年人推荐剂量 400～800 U(10～20 μg)/d。用于治疗骨质疏松症时,剂量可增加为 800～1 200 U/d。

(二)药物干预

1.药物干预的适应证

具备以下情况之一者,需考虑药物治疗。

(1)发生过脆性骨折患者。

(2)确诊骨质疏松症患者。

(3)骨量低下患者并存一项以上骨质疏松危险因素。

（4）OSTA 指数≤－4。

（5）FRAX®工具计算出髋部骨折概率≥3％或骨质疏松性骨折发生概率≥20％。

2.抗骨质疏松药物

骨质疏松防治药物可分为 3 大类：以抑制骨吸收为主的骨吸收抑制剂（双膦酸盐、降钙素、雌激素、选择性雌激素受体调节剂）、以促进骨形成为主的骨形成促进剂（甲状旁腺激素）及有多重作用机制的药物（锶盐、活性维生素 D 及其类似物、维生素 K₂）。

（1）双膦酸盐类：适用于原发性骨质疏松和骨吸收明显增强的代谢性骨病，也是治疗糖皮质激素诱发的骨质疏松的一线用药。临床研究证明能增加骨质疏松患者腰椎和髋部骨密度，降低椎体和非椎体骨折发生风险。常用的双膦酸盐类药物有阿仑膦酸钠（口服片剂）、利塞膦酸钠（口服片剂）、依替膦酸钠（口服片剂）、伊班膦酸钠（静脉注射液）和唑来膦酸（静脉注射液）。有反流性食管炎、胃及十二指肠溃疡患者慎用口服类双膦酸盐，肾肌酐清除率＜35 mL 的患者，不用静脉注射的双膦酸盐。

（2）降钙素类（CT）：适用于绝经后骨质疏松和变形性骨炎，能增加骨质疏松患者腰椎和髋部骨密度，明显缓解骨痛。目前临床应用的有鲑鱼降钙素（注射剂和鼻喷剂）和鳗鱼降钙素（注射剂）。降钙素有良好的安全性和广泛的耐受性，偶有过敏现象，少数患者可能出现面部潮红、恶心呕吐、食欲减退等不适，但大多在数小时内能够自行缓解。

（3）雌激素类：适用于预防和治疗绝经后骨质疏松，特别是60岁以前有绝经期症状的妇女。能增加患者腰椎和髋部骨密度，降低椎体和非椎体骨折发生风险，明显缓解绝经相关症状。常用方案有雌激素补充治疗（ERT）或雌孕激素补充治疗（HRT），常用的药物有雌二醇、结合雌激素、替勃龙等。凡患有乳癌、子宫内膜癌、严重的肝肾疾病、原因不明的阴道流血、结缔组织病、血卟啉病及半年内患血栓栓塞性疾病者雌激素禁用。凡有子宫肌瘤、子宫内膜异位症、偏头痛、血栓栓塞史及血栓形成倾向者、严重的高血压及糖尿病、胆囊疾病、癫痫、哮喘、垂体催乳素瘤及有乳癌家族史者雌激素慎用。ERT/HRT 的临床应用必须有专业医师指导，强调最小剂量、个体化调控。治疗前一定要进行乳腺、妇科检查，在应用期间要定期随访、复查妇科和乳房。

（4）选择性雌激素受体调节剂（SERM）：适用于绝经后骨质疏松症，能降低骨转换，增加骨密度，降低椎体骨折发生风险，并能降低侵袭性乳腺癌的发生率。少数患者服药期间会出现轰热、腿抽筋、周围水肿和血管扩张，静脉栓塞的危险性增加。曾有静脉栓塞病史的患者禁用,长期卧床和长时间乘坐飞机期间禁用。

(5)甲状旁腺素类似药物(PTH):适用于治疗绝经后严重骨质疏松,对老年性骨质疏松症、男性骨质疏松症和糖皮质激素所致的骨质疏松均有良好的治疗作用。能增加骨密度,降低椎体和非椎体骨折发生的危险。目前国内只有皮下注射剂 rhPTH(1-34),一般疗程不宜超过 2 年。用药期间应监测血钙,防止高钙血症发生。不良反应主要有恶心、头痛和头晕。

(6)活性维生素 D 及其类似物:适用于治疗骨质疏松,尤其是老年人、肾功能不全及 1α-羟化酶缺乏的患者。能促进骨形成及骨矿化,剂量适当时抑制骨吸收,有益于骨密度的增加,并通过增强老年人肌肉力量和平衡能力,降低跌倒风险,从而降低骨折发生的危险。目前临床常用的有阿法骨化醇和骨化三醇,阿法骨化醇是维生素 D3 的一种重要活性代谢物,口服后由小肠吸收,经肝脏中的 25-羟化酶作用,迅速转化为骨化三醇,推荐剂量为 0.25～1 μg/d。骨化三醇是维生素 D3 最重要的活性代谢物,推荐剂量为 0.25～0.5 μg/d。由于活性维生素 D3 是一种钙调激素,临床应用时应注意个体差异和安全性,定期监测血钙和尿钙,酌情调整剂量,避免其主要不良反应高钙血症和高磷血症的出现。

(7)锶盐:适用于治疗绝经后骨质疏松,具有抑制骨吸收和促进骨形成的双重作用,临床应用能提高骨密度,改善骨微结构,降低椎体骨折及非椎体骨折发生的风险。目前可供使用的锶盐只有雷奈酸锶,不良反应轻,主要是恶心、腹泻、头痛和皮炎。不推荐用于严重肾损害患者。

(8)维生素 K 制剂:用来辅助治疗各种骨质疏松,尤其对无食用纳豆习惯地区的居民和甚少食用蔬菜者,推测维生素 K 不足,以及骨钙素处于低值的病例最为适用。维生素 K 参与骨钙素的 γ-羧基谷氨酸形成过程;促进成骨细胞的矿化反应,抑制骨吸收因子合成和骨吸收过程;刺激骨胶原合成,有利于骨形成。常用维生素 K₂15 mg,每天 3 次口服。禁用于服华法林的患者。

3.抗骨质疏松药物的选择要点

(1)应首选临床疗效肯定、安全性好、循证医学证据水平高、有权威学术机构指南认可的药物。

(2)药物选择应遵循个体化原则。

(3)因骨质疏松属于慢性病程,应坚持长期治疗。

(4)一线或优选药物:阿仑膦酸钠、利塞膦酸钠,对口服顺应性差或胃肠道不能耐受者,可选用静脉唑来膦酸或锶盐。

（5）不能接受一线药物者可酌情选用二线或次选药物：如伊班膦酸钠、依替膦酸钠、SERMs、维生素 K、活性维生素 D 等。

（6）特殊选择药物：对一线药物疗效不好或严重的骨质疏松症可选择甲状旁腺激素制剂；对骨痛明显、围骨折期或围手术期患者，可选择降钙素，原则上疗程不超过 3 个月。对 60 岁以下有明显绝经期血管舒缩症状的妇女可应用雌激素。

（7）各种药物的疗程取决于各药物自身的特点和已获得的临床研究结果。应用双膦酸盐疗程为 3～5 年，再按治疗反应重新评估骨折风险，确定是否需要停药或者继续治疗。

4.联合和序贯治疗方案选择

理想的联合治疗应该是两种或者更多的药物一起使用，这样能够产生尽可能多的叠加作用和协同作用，达到最大疗效的目的。序贯治疗是基于对骨重建周期的认识，采用不同药物或干预措施依次和周期使用。

（1）补充充足的钙和维生素 D 是骨质疏松治疗的基础，所以，钙和维生素 D 与抗骨质疏松药物同时使用，并不认为是联合用药。

（2）不推荐同时联合应用同一作用机制的抗骨松药。

（3）PTH 与阿仑膦酸钠的联合治疗其疗效不仅没有叠加，反而相互遏制。

（4）序贯应用骨形成促进剂和骨吸收抑制剂，能较好地维持疗效，临床上是可行的。

（5）雌激素由于可改善围绝经期症状，可在绝经早期妇女中与双膦酸盐合用。

5.疗效监测与评估

（1）有规律地随访，评估服药的依从性、规范性、不良反应，以及基础措施是否到位，并及时处理。

（2）BMD 检测是最常用的评估方法，应在治疗前检测基线值，并视不同药物和患者，间隔6 个月到 2 年复查。

（3）骨转换生化指标是反映早期疗效的重要参考，应在治疗前检测基线值，应用促骨形成药物 1～3 个月、抗骨吸收药物 3～6 个月，并进行检测，可辅助评估疗效。

（4）临床症状的改善有利于患者短期的依从性，但并不是骨质疏松治疗疗效的主要评估内容。

(三)物理疗法

对骨质疏松症的作用主要是恢复骨量和缓解症状,常用的方法有人工紫外线疗法、日光浴疗法、电疗、水疗以及磁疗等。人工紫外线疗法和日光浴疗法促进维生素 D 生成,对骨质疏松有直接治疗作用。但要注意照射剂量和眼睛防护,皮肤病、出血性疾病、器质性心肺疾病、肿瘤和紫外线过敏症禁忌。电磁场治疗骨质疏松近年取得重要进展,其通过外部仿生的生物物理刺激,激活骨骼的适应性反应,促进骨骼功能恢复。临床应用后发现可使患者骨密度增加。

(四)外科治疗

骨质疏松患者合并骨折,应予牵引、固定、复位或手术治疗,但应同时给予抗骨质疏松药物,并尽量少卧床,要多活动,以减少失用所致的骨丢失。

(八)糖尿病性骨质疏松的治疗

糖尿病性骨质疏松(diabetic osteoporosis,DOP)是指在糖尿病病理生理过程中出现的骨量减少、骨骼微结构破坏、骨骼脆性增加、易发骨折的一种全身性代谢性骨病。骨脆性增加是 DOP 的典型特征,其发病机制是多种因素引起的,由于糖尿病性骨质疏松发病过程中骨密度不变而骨脆性增加,与其他常见骨密度减低的骨质疏松相比,具有独特的发病机制。一些研究通过免疫化学染色的方式表明,在骨骼系统中有大量的神经纤维的分布。虽然在神经纤维末梢和骨细胞之间并没有发现明显地突触联系,但神经纤维和骨细胞之间的直接连接强有力的支持神经在骨骼系统中的植入对于骨细胞功能的调节起重要作用。背根神经节(dorsal root ganglion,DRG)细胞作为重要的周围神经元,是糖尿病周围神经病变主要的靶细胞,且其对高糖及其导致的氧化应激损伤较敏感。DRG 细胞损伤可作用于降钙素基因相关肽(calcitonin gene-related peptide,CGRP)参与多种组织的氧化应激作用,所以 DRG 细胞损伤可能是造成糖尿病性骨质疏松形成的重要的神经因素之一。

双膦酸盐类药物、选择性雌激素受体调节剂、抗 RANKL 单克隆抗体、降钙素、甲状旁腺激素及相关肽类似物、维生素 D 及其类似物等各类药物虽已积极运用于骨质疏松的临床治疗,但基于 DRG 的治疗机制尚不明确。

褪黑激素是一种由松果体在夜间产生和分泌的神经激素,其有许多作用,例如:褪黑素可以通过激活褪黑激素受体 2(MT2),上调碱性磷酸酶(ALP)、骨形态发生蛋白 2(BMP2)、BMP6、骨钙素和骨保护素的基因表达以促进成骨,同时抑制 NF-kB 配体(RANKL)通路的受体激活剂以抑制骨质溶解。同时,激活视交叉上核中的钾通道和抑制背根神经节(DRG)神经元亚群的兴奋性。有学者在研究中发现细胞染色及免疫组化示接受褪黑素处理的大鼠 DRG 细胞生长良好,糖尿病性骨质疏松模型大鼠 DRG 细胞生长受抑制注射褪黑素后,高糖环境下成骨细胞中的 CGRP 表达有所回升。表明褪黑素有利于 CGRP 蛋白的产生,进而改善糖尿病性骨质疏松。对此,有学者仍在继续深入研究其作用机制,希望可以对糖尿病性骨质疏松的治疗提供帮助。

第六章 骨与关节感染性疾病

第一节 肩关节骨关节炎

肩关节一般指肱骨头与肩胛骨关节盂之间的盂肱关节。肩关节由盂肱关节、胸锁关节、肩锁关节及肩胛骨与胸壁之间的连接(肩胛胸壁关节)、肩峰下机制(第 2 肩关节)、喙锁机制(喙锁关节)等 6 个关节彼此共同运动。

一、概述

盂肱关节即通常所说的肩关节。盂肱关节骨关节炎是肩部关节中最常见的骨关节炎,它是一种导致关节软骨变薄,最终导致软骨丧失的慢性进行性病变。

二、流行病学

盂肱关节骨关节炎发病率较低,多发生于老年人群,男女比例接近。

三、病理生理机制

盂肱关节必须依靠静力性和动力性的稳定结构才能获得运动和稳定,其中肩袖起到特别重要的作用,肩袖不仅能稳定盂肱关节并允许关节有极大的活动范围,还是固定上肢的活动支点。各种原因导致肩袖损伤、长期活动、损伤导致关节面软骨损伤,进而发生骨关节炎。骨关节炎常较早累及盂肱关节,包括软骨、软骨下骨、滑膜和周围软组织均有改变。

四、临床表现

(一)既往史

可有既往肩部外伤或疾病史,疼痛为主要症状,呈间歇性伴晨僵,活动后好转。中后期出现肌肉无力,关节活动度减小,功能受限。严重者骨关节炎日常活动受影响,常有关节强直及功能丧失。

(二)体查

病程长者,可有冈上肌、冈下肌和三角肌萎缩。局部可有压痛。晚期时肩关节活动受限,其活动仅靠肩胛骨胸部活动。由于肩胛骨活动不影响盂肱关节旋转活动,因此外旋受限是肩关节骨关节炎的重要体征。此外,须检查颈椎,包括活动度、Spurling 试验,以排除颈椎病。

五、相关检查

(1)X 线检查应包括盂肱关节中立、内旋、外旋前后位,冈上肌出口位 X 线检查。典型 X 线片表现为关节间隙变窄,软骨下骨硬化和囊肿形成,肱骨头和关节盂面变扁。肱骨解剖颈环形骨赘形成。腋状位 X 线片关节盂磨损及肩关节后半脱位。

(2)CT 或 MRI 检查:CT 可评估关节盂骨质和磨损程度、有无盂肱关节后半脱位。MRI 可用于检测有无肩袖损伤及损伤程度。

六、鉴别诊断

肩关节骨关节炎应与颈椎病、肩关节周围炎、感染、肿瘤等鉴别。

七、治疗

(一)非手术治疗

对有症状的早期盂肱关节骨关节炎,可采取综合非手术治疗。

(二)手术治疗

盂肱关节骨关节炎经严格非手术治疗后疼痛无缓解,关节功能丧失者。手术方法有肩关节清理术、肩关节融合术、肩关节置换术等。

1.关节镜下关节清理指征

早期关节面破坏不严重,关节活动度较小、关节内游离体。通过关节清理,切除骨赘,松解关节软组织使肩关节的生物力学恢复正常。可进行灌洗、游离体清除、退行性盂唇撕裂和软骨损伤的清理及部分肩袖撕裂的处理。也可同时治疗产生症状的原因,如肩峰下撞击等。

2.盂肱关节融合术

此手术适用于三角肌和肩袖麻痹(如有上肢臂丛损伤史)、慢性感染、肩关节置换失败后的补救、无法修复的肩袖损伤和复发性脱位、肿瘤性破坏。极少用于治疗原发性骨关节炎。目前大多数学者认为肩关节融合的理想位置应该是外展、屈曲、内旋均 $20° \sim 30°$。肩内旋的角度是决定功能是否理想的关键因素。

3.肩关节置换术

该术指征包括盂肱关节所致的关节疼痛、功能丧失、非手术治疗无效。禁忌证包括活动性或近期感染及神经源性关节病,三角肌和肩袖均瘫痪且功能完全丧失。

(1)半肩关节置换:半肩关节置换手术操作相对简单、手术时间短,与全关节相比较,出现肩关节不稳的风险较小,必要时还可改为全肩关节置换。半肩关节的目的是把肱骨关节面恢复到正常位置和形状。缺点是有时不能完全解除疼痛,而且存在肩胛盂被进一步破坏的可能。

半肩关节置换的适应证:肱骨头关节面退变、肩胛盂关节面软骨完好、足够的关节盂弧度可以稳定肱骨头(图 6-1);无足够的骨质支撑盂侧假体;不可修复的肩袖撕裂合并肱骨头上移;年轻和肱骨头坏死而肩胛盂关节面正常的患者。

(2)全肩关节置换:即同时行肱骨头、肩胛盂关节面的置换。对于肩关节骨关节炎保守治疗无效,需要关节置换但无法接受半肩关节置换。Neer Ⅱ型全肩关节假体是全肩关节成形术中最常应用的关节之一(图 6-2)。肩关节置换术的禁忌证为合并肩袖和三角肌功能障碍,活动性感染。

全肩关节置换术治疗盂肱关节骨关节炎优于半肩关节置换并提供了肩关节活动所需的更好的支点,可长期缓解疼痛,增加活动度,改善关节功能,从而提高患者生活质量;其次,全肩关节置换术后肩关节力量和活动较好,稳定性增加,摩擦减小,关节盂疼痛减少等。全肩关节盂置换术的缺点是手术时间漫长,失血增多,费用增加,返修率稍高。

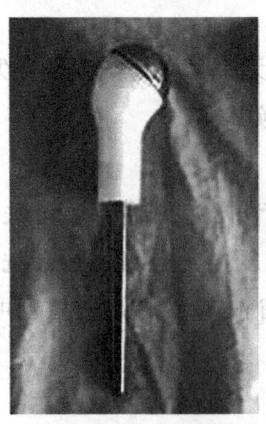
图 6-1 人工肱骨头

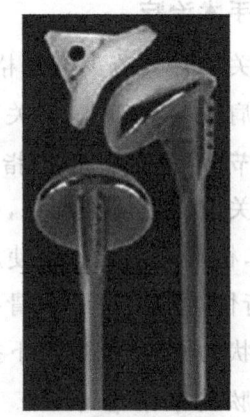
图 6-2 NeerⅡ型全肩关节假体

第二节　肘关节骨关节炎

一、概述

肘关节由肱骨远端及尺、桡关节面组成,属于复合关节,包括尺肱、肱桡及尺桡近侧关节。肘关节的韧带有桡侧副韧带、尺侧副韧带和桡骨环状韧带。肘关节的基本功能是使手处于各个空间位置,肘关节的运动以肱尺关节为主,允许做屈、伸运动,桡骨头在肱骨小头上运动,尺骨在肱骨滑车上运动。

二、病理生理机制

肘关节骨关节炎多为继发性于肘关节创伤、过度负荷、晶体沉着、炎症及感染、软骨下骨坏死等。基本病理改变同其他骨关节炎,主要为关节面软骨破坏、软骨下骨硬化及囊性变,边缘骨赘形成,滑膜炎性增生,关节囊纤维变性增厚,关节畸形;有时骨赘断裂或关节软骨剥脱,可形成关节内游离体。

三、临床表现

疼痛、肿胀、畸形及功能障碍为主要症状。肘关节活动时可有骨擦感,伸肘活动受限,有时可出现肘管综合征表现,尺神经支配区域感觉异常及肌力减退、握力的减弱。

体查早期可有关节肿胀、疼痛、关节积液;晚期积液吸收,肌肉萎缩,关节强直畸形。肘管综合征可出现 Tunnel 征阳性,尺神经支配区感觉、肌力异常。

四、相关检查

早期 X 线片可以无明显的改变,中、晚期关节间隙变窄,软骨下骨密度增高或囊性变,骨赘形成,有时可以见到关节内游离体,晚期还出现关节强直、畸形(图 6-3)。

五、诊断

根据患者的病史、症状体征及 X 线典型的表现可诊断肘关节骨关节炎。

六、鉴别诊断

肘关节骨关节炎主要与类风湿关节炎鉴别。类风湿关节炎为多发、对称性发病,常累及近端指间关节及腕关节,常伴有全身症状。X 线片表现为关节肿胀,关节间隙破坏严重(图 6-4),类风湿关节炎 RF 阳性。

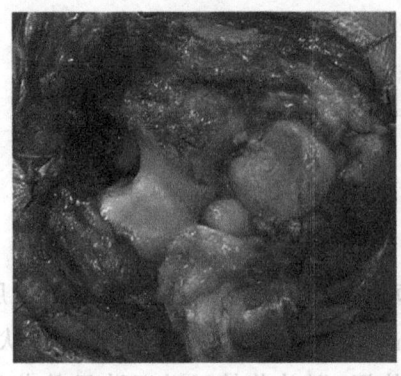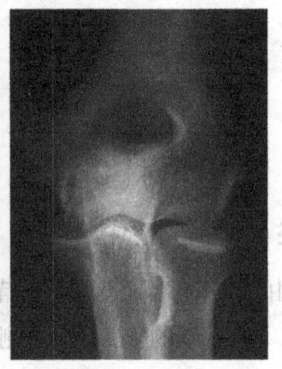

图 6-3 肘关节骨关节炎 X 线表现

A.一例 54 岁老年女性,过去 2 年因肘关节疼痛及僵硬渐影响睡眠而行

关节松解,术前活动度屈伸在 45°～120°,术中见外侧关节软骨全层磨损

丢失;B.术前 X 线仅仅显示很轻微的退变改变

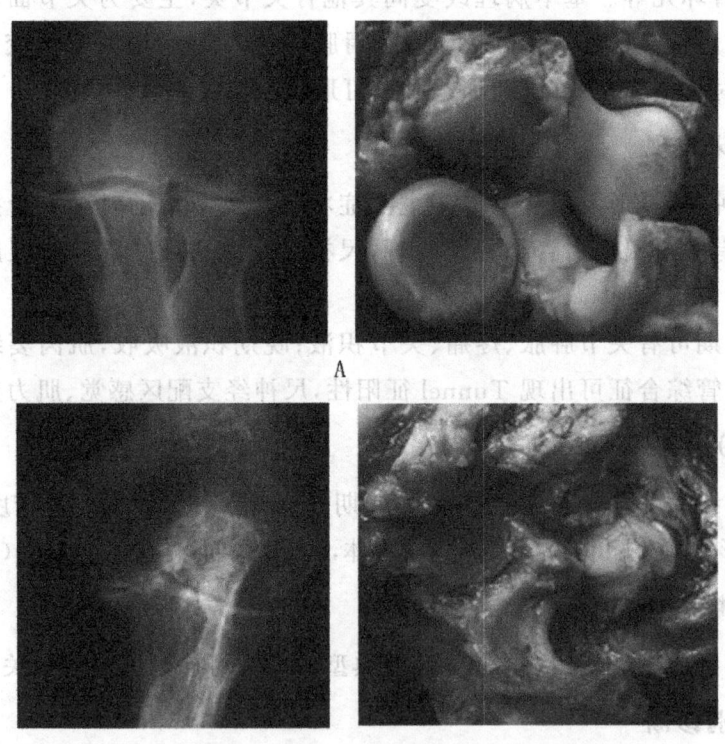

图 6-4 肘关节骨关节炎、肘关节类风湿关节炎影像及大体病理标本

A.肘关节骨关节炎影像及大体病理标本;B.肘关节类风湿关节炎影像及大体病理标本

七、治疗

（一）非手术治疗

肘关节骨关节炎早期应行保守治疗。

（二）手术治疗

外科手术适用于肘关节活动度丧失，骨、软骨游离体，肘关节强直于非功能位，尺神经炎，肘关节重度畸形。

1.肘关节镜下手术

肘关节镜下手术适用于早期、关节游离体取出，肘后撞击病变切除，关节囊松解，桡骨头切除，鹰嘴窝开窗。具有创伤小、恢复快、疗效好，术后有更好的关节外观。缺点是难以完全掌握。

2.全肘关节置换术

全肘关节置换术适用于中度骨赘及终末伸肘中重度疼痛、活动量较小、老年创伤后肘关节炎、关节强直，以及单纯行桡骨头及滑膜切除无效者。优点是可以解除关节疼痛、重建关节功能。保留骨组织较多时采用表面置换或非限制性假体；肘关节不稳、韧带关节囊广泛损伤、肌肉萎缩、骨组织保留较少用限制性假体。对功能要求不高的老年肘关节骨关节炎患者，行全肘关节置换的效果优于其他术式。全肘关节置换术（图 6-5）的绝对禁忌证是肘关节感染。关节置换术后可能发生感染、假体周围骨折、尺神经损伤、假体断裂、肘关节不稳、无菌性松动、磨损、骨溶解的并发症。

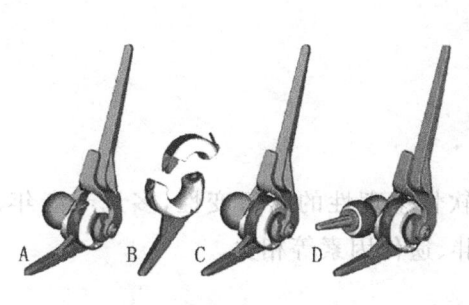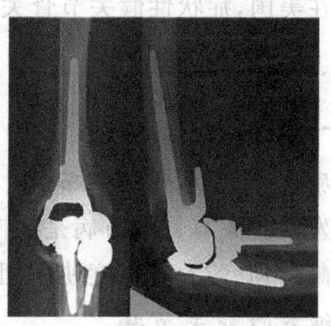

图 6-5　人工肘关节假体及肘关节置换

3.关节切除成形术

其适用于肘关节成形术后顽固性关节感染及人工肘关节置换术后失败

补救。

4.肘关节融合术

其适用于肘关节持续感染、体力劳动者、肘关节成形失败。单侧融合,功能位屈曲 90°极少采用,融合后给患者带来生活上很大的不便。

第三节　髋关节骨关节炎

一、概述

髋关节属杵臼关节,由圆形的股骨头和球窝状的髋臼构成骨性结构,周围有强大的关节囊、肌肉带动关节各个方向的活动。因此,关节对头臼发育匹配关系、力学和生化因素的破坏特别敏感易受到损伤。髋关节骨关节炎的治疗方面两个具有里程碑式的进步分别是 19 世纪 80 年代出现的阿司匹林(乙酰水杨酸)和 20 世纪 60 年代 Sir John Charnley 提出的现代髋关节置换技术,为髋关节骨关节炎的临床治疗带来革命性的突破。

二、流行病学

髋关节原发性骨性关节炎好发于 50 岁以后。继发性关节炎的平均年龄较小,一般在 40 岁左右,多继发于髋臼发育不良、股骨头坏死、骨折、脱位或炎症性疾病。在美国,症状性髋关节骨关节炎发病率约占成人的 2%。

三、病理生理机制

(一)病因学

1.原发性髋关节骨关节病

原发性髋关节骨关节病是关节软骨生理性的退行变性,多见于老年人。主要与年龄增加、髋关节过度使用、肥胖、遗传因素等相关。

2.继发性髋关节病

继发性髋关节病系各种原因导致髋关节软骨损害而发生的髋关节病。常见发病因素有以下几种:①先天性发育异常,如髋臼发育不良、先天性髋关节脱位;②后天性关节面不平整,如扁平髋、股骨头骨骺滑脱;③创伤,髋关节内骨折对位不佳,导致关节面凹凸不平;邻近关节的骨折,对线不良,均可继发髋关节骨关节病,又称创伤性关节炎;④损害关节软骨的关节疾病,如神经性关节炎、关节感染等;⑤股骨头坏死后期导致髋关节骨关节炎。

(二)病理生理学

构成髋关节的关节软骨、骨、滑膜及韧带均不同程度发生相关病理改变,但以髋关节软骨变性及软骨下骨质病变为主。

四、临床表现

原发性髋关节骨关节病多发生于老年人,继发性髋关节骨关节炎相对年轻。主要表现为髋关节疼痛、僵硬和活动受限。起病缓慢,疼痛呈渐进性加重,早期症状多呈间歇性,多次发作后间歇期逐渐缩短,最后变为持续性。疼痛部位主要表现在腹股沟区或臀部,可向大腿或膝前内侧放射,也可位于臀部及股骨大转子周围,并向大腿后外侧放射。后期关节活动度减小或僵直。

查体早期最常见的体征是髋关节内旋受限、诱发局部疼痛。关节囊纤维化、骨赘、关节面不光滑可使髋关节活动范围缩小,活动时可发出粗糙的摩擦音。关节软骨磨损、边缘骨赘和关节囊挛缩可导致髋关节畸形。晚期可出现髋关节屈曲畸形,步态异常如疼痛步态、摇摆,或 Trendelenburg 征样步态。

五、相关检查

(一)X 线检查

原发性髋关节骨关节炎早期因仅有软骨的退行性病变,可无明显的改变。后期因关节软骨丧失,或股骨头外上移,关节间隙变窄、不规则,外上方关节间隙变窄明显,股骨头变扁,关节面不光整,股骨颈变粗短,髋臼外上缘和底部、股骨头-颈交界处骨赘形成明显,在髋臼顶部和股骨头负重区出现大小不等的囊性样变、软骨下骨硬化。继发性髋关节病同时有原发性髋关节骨关节病的 X 线表现。

对部分患者,腰骶椎 X 线检查可有助于帮助缓解下腰部、骶髂关节疾病引起的髋部疼痛。

(二)CT 检查

CT 检查可发现髋关节骨结构改变,确定有无骨软骨骨折、有无脱落的骨软骨块导致的关节活动疼痛等。

(三)MRI 检查

MRI 检查可发现早期关节软骨、软骨下骨及周围软组织有无异常,可用于筛查怀疑有早期骨关节炎的患者。其次,MRI 还可以确定或排除有无髋关节应力性骨折、极早期股骨头坏死。

(四)实验室检查

髋关节骨关节炎关节液检查可正常。

六、诊断

髋关节前面或侧方疼痛,疼痛常可放射至同侧膝关节、大腿内侧;晨僵,一般不超过 15 分钟,活动后即缓解。严重的髋关节骨关节炎可出现髋关节屈曲、外旋和内收畸形。结合早期内旋位诱发髋关节疼痛,至中后期关节活动度较小或丧失,以及影像学髋关节间隙变窄、不均,旋转中心外上移,骨赘、软骨下骨硬化、骨囊肿等特异性表现,可诊断髋关节骨关节炎(表 6-1)。

表 6-1 髋关节 OA 诊断标准

序号	条件
1	近 1 个月反复髋关节疼痛
2	血细胞沉降率≤20 mm/h
3	X 线片示骨赘形成,髋臼缘增生
4	X 线片示髋关节间隙变窄

注:满足诊断标准 1+2+3 条或 1+3+4 条,可诊断髋关节 OA。

七、鉴别诊断

髋关节骨关节炎应与类风湿关节炎、髋关节结核、髋关节发育不良、强直性脊柱炎髋关节受累、髋关节滑膜软骨瘤病及 Charcot 髋关节等鉴别。

八、治疗

治疗的目的是缓解或解除髋关节疼痛,改善髋关节活动度及重建髋关节功能。轻、中度骨关节炎,可以采用非手术治疗;非手术治疗无效,疼痛持续或加重,关节功能受限、畸形可采用外科手术治疗。

(一)非手术治疗

非手术治疗主要适用于轻、中度、疼痛较轻的骨关节炎患者。

(二)手术治疗

对于非手术治疗不能解除疼痛、关节功能障碍、畸形,影响患者日常工作生活,可根据具体病情特点、年龄、职业、生活习惯及原发疾病特点来选择不同的手术治疗措施。髋关节骨关节炎的手术方式:①关节镜手术;②髋关节融合术;③

截骨术;④全髋关节置换术。

1.关节镜手术

关节镜手术的主要指征是早期髋关节骨关节炎有盂唇增生、软骨剥脱、关节内游离体等引起关节疼痛。通过关节镜切除病变的髋臼唇和对股骨头或髋臼的部分软骨缺损病灶进行清创、摘除关节内游离体等。

2.髋关节融合术

髋关节融合术的指征是功能严重受损的晚期严重的髋关节骨关节炎,年龄小于40岁,重体力劳动者,无法或存在关节置换禁忌证。关节融合术虽然能有效地缓解髋关节骨关节炎性关节疼痛,但术后关节活动完全丧失,特别是随着现代人工关节技术的进步,目前已很少采用。禁忌证包括其他邻近关节如脊柱、对侧髋关节及同侧膝关节有炎症性疾病、疼痛、活动受限。

接受髋关节融合术时,髋关节应融合在屈髋20°～25°、外展5°～10°、外旋10°位置,便于患者术后坐立。

3.截骨术

截骨术的指征是早期、局部、有限、病情进展较快的年轻髋关节骨关节炎患者;相对年轻的继发性骨关节炎如髋关节发育不良、儿童时期髋部疾病如Legg-Calve-Perthes病和股骨头骨骺滑脱等继发早期髋关节骨关节炎但髋臼侧软骨无明显退变。截骨术的目的是延缓髋关节骨关节炎的进展,最大限度保留患者自身关节,避免或推迟接受全髋关节置换。截骨方式包括股骨近端截骨和髋臼截骨。股骨近端截骨可纠正内、外翻、屈曲、旋转单一或多个同时存在的畸形。髋臼截骨术包括Bernese截骨术和Chiari截骨术。

截骨之前应分析影像学资料如X线片、CT扫面、MRI检查,以确定邻近受累关节面周围软骨状态、关节包容对合关系等。

4.全髋关节置换术

(1)全髋关节置换术:全髋关节置换术的指征是各种原因导致的晚期髋关节骨关节炎、疼痛明显、功能严重受损、经保守治疗无效者。

全髋关节置换术是治疗各种原因导致髋关节晚期疾病最有效的治疗方法,被认为是20世纪最成功的外科手术之一(图6-6)。随着人工假体设计、假体材料和手术操作技术的不断改进,如高交联聚乙烯、添加维生素E的高铰链聚乙烯、第二代金属-金属设计、第四代陶瓷等关节材料和设计的应用,使全髋关节置换术后假体生存率大大提高,并发症发生率大大降低,越来越多的晚期髋关节疾病患者接受全髋关节置换后重新获得一个无痛、功能良好的髋关节,而且越来多的年轻、大活动量的晚期髋关节疾病患者接受全髋关节置换治疗。

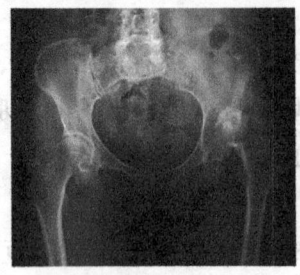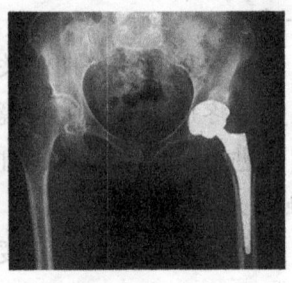

图 6-6　全髋关节置换术前、术后

女性,左髋关节骨关节炎,左侧全髋关节置换

全髋关节置换术的禁忌证:①髋关节或其他部位存在感染病灶;②全身状况差或有严重并存疾病不能耐受手术;③无法配合术后功能康复,如 Parkinson 病、偏瘫等。既往有髋关节化脓性感染或结核病史者,应在感染彻底治愈至少2 年或以上进行。

(2)全髋关节表面置换术:手术指征是年轻、髋关节畸形程度较轻如 Crowe Ⅰ、Ⅱ型髋关节发育不良继发骨关节炎,肢体长度差<2 cm,股骨头坏死面积<50%。禁忌证同全髋关节置换。

髋关节表面置换可以最大限度保存骨量,采用大直径股骨头增加关节活动度及稳定性,采用金属-金属负重界面,降低负重界面磨损,进而降低假体周围骨溶解等并发症,延长假体使用寿命;手术仅切除髋臼与股骨头的表面病变骨,对髋关节的解剖关系和应力分布均干扰小,接近正常髋关节生物力学环境状态,植入的异物量少,可为以后可能的翻修保留更多骨质(图 6-7)。但术后残留股骨头坏死、假体松动移位、股骨颈骨折等,同时体内金属离蓄积、假体周围炎性假瘤等问题也是关注的焦点。

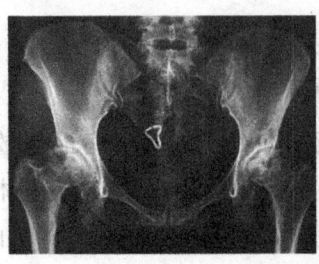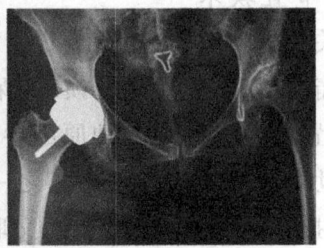

图 6-7　髋关节骨关节炎术前、术后

女性,双髋关节骨关节炎,右髋表面置换

第四节 膝关节骨关节炎

一、概述

膝关节骨关节炎是骨关节炎中最为常见的一种，也是关节炎最为常见的形式，约有 1/3 的老年人会罹患此病，是一种关节软骨的退行性变。美国风湿病协会将膝关节骨关节炎定义：膝关节疼痛伴影像学上骨赘形成，或膝关节疼痛，大于 40 岁，晨僵小于 30 分钟。它与髋关节骨关节炎一样，都能造成患者不同程度疼痛、下肢功能障碍。

二、流行病学

在 20 世纪，随着人均寿命的不断增加，骨关节炎的发病率也不短增加。膝关节骨关节炎的发病率及流行情况与年龄关系密切，随着人口老龄化，骨关节炎的发病将继续增加。随着年龄的增大，膝关节骨关节炎的性别差异增大，大约到 80 岁之后男女发病率将接近。

膝关节骨关节炎在不同种族之间发病存在差异，美籍非洲裔妇女的体重较大，也具有更高的膝关节骨关节炎发病率。经常从事负重、跪姿工作或蹲位工作者膝关节骨关节炎发病率可以达到正常人的 2 倍。职业运动员的发病率亦高于一般体育运动者。

三、病理生理机制

(一)病因学

膝关节骨关节炎发病相关的因素包括年龄、遗传倾向、高体重指数和女性，其中年龄是最主要的危险因素。

(二)病理生理学

最初的导致膝关节骨关节炎的力学或生物化学危险因素可引软骨受损、缺损，而局部重复性的损伤如机械应力、肥胖或重复性、累积性损伤，积累到一定时候最终导致关节软骨发生退变。

骨关节炎进展至一定时期后，出现关节不稳，或既往损伤已经导致关节不稳存在时，将导致出现关节或内翻畸形，或外翻畸形，一侧软组织、韧带松弛、另一

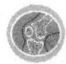

侧挛缩。

关节周围的神经系统在膝关节正常功能维护中发挥重要作用。当出现膝关节骨关节炎时,通过神经反馈机制,可以产生疼痛进而保护关节,避免进一步受到危险因素的作用。当发生骨关节炎时,神经系统功能会发生小的改变,这种小的改变可能是骨关节炎的诱发或促进因素。

(三)病理学

膝关节骨关节炎同其他部位骨关节炎一样,病变部位包括构成关节的关节软骨、软骨下骨、滑膜与关节囊及周围软组织。

四、临床表现

疼痛、肿胀、僵硬、畸形和功能丧失是膝关节骨关节炎最显著的临床表现。疼痛与活动有关,逐渐加重,后期出现关节畸形、功能受限,静息痛见于严重的骨关节炎患者。晨僵现象很常见,时间较短,凭此点与类风湿关节炎等鉴别。关节周围滑囊炎和肌腱炎等常见,并可有肌肉萎缩无力。

膝内翻畸形常出现于晚期膝关节骨关节炎患者。疼痛、僵硬进一步限制膝关节伸、屈活动,导致软组织挛缩、膝关节屈曲畸形。关节积液或滑膜炎相关的肿胀可以间歇或者持续存在。关节内存在游离体时可出现关节交锁。部分病例可能存在关节不稳,内、外应力试验可阳性。

五、X 线检查

膝关节 X 线片包括负重位前后位、侧位片,髌骨轴位片。前后位片观察软组织有无异常及内、外翻畸形、关节间隙改变、骨赘及软骨下骨改变(硬化、囊性变);侧位片除观察以上改变外,还应注意髌骨位置(高位、低位、正常)及股骨髁是否存在畸形;包括髋、膝、踝关节的下肢负重位全长片,用于评估下肢力线、截骨矫形前或膝关节置换前畸形及矫正评估、计划。

典型的膝关节骨关节炎在 X 线片上可见关节边缘骨赘、关节间隙非对称性狭窄、软骨下骨硬化及囊性变(图 6-8)。膝关节骨关节炎患者症状与影像学改变的程度常不一致。

根据病情不同阶段影像学表现,不同的学者将膝关节骨关节炎 X 线影像表现采用不同的分级,以表示病情进的严重程度。常采用的 2 种膝关节骨关节炎影像学分度方法(表 6-2、表 6-3)。

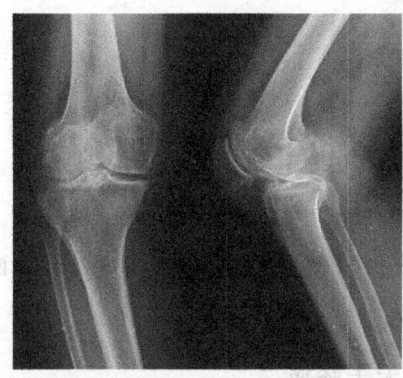

图 6-8　膝关节骨关节炎,前后位片及侧位片

显示关节间隙变窄,边缘骨赘,软骨下股硬化

表 6-2　膝关节骨关节炎 David X 线片分度法

分度	表现
0 度	未见关节异常
Ⅰ度	关节间隙正常,可疑关节边缘骨赘
Ⅱ度	可疑关节间隙骨赘,关节边缘有骨赘
Ⅲ度	关节间隙狭窄,少量关节内骨赘,软骨下骨硬化
Ⅳ度	关节边缘多发骨赘,硬化、囊性变,关节间隙严重狭窄或狭窄

表 6-3　Kellgren-Lawrence 膝关节骨关节炎 X 线分级法

分级	骨关节炎描述
0	无骨赘形成,或无骨关节炎征象
1	可疑骨赘形成或可疑的关节间隙狭窄
2	确定的骨赘形成伴可能的关节间隙狭窄及可能囊肿形成
3	确定的骨赘形成伴有中度的关节间隙狭窄及骨囊肿形成
4	确定的大块骨赘形成伴有严重的关节间隙狭窄和软骨下硬化、畸形

六、诊断

当年龄在 40 岁以上,膝关节出现疼痛、晨僵,活动后出现疼痛或加重,休息后缓解或消失,无明显红、肿时,应考虑诊断骨关节炎。膝关节骨关节炎诊断按美国风湿病学会(ARC)修订的诊断标准进行。

(一)临床标准

(1)一个月中大多数天子膝关节疼痛。

（2）关节活动时响声。

（3）膝关节晨僵≤30 分钟。

（4）年龄≥38 岁。

（5）膝关节肿胀伴弹响。

（6）膝关节肿胀不伴弹响。

符合（1）（2）（3）（4）或（1）（2）（3）（5）或（1）（6）者可诊断为骨关节炎。

（二）临床加 X 线标准

（1）一个月来大多数天子膝痛。

（2）X 线关节边缘骨赘。

（3）滑液检查符合骨性关节炎（至少符合：透明、黏性、WBC$<2\times10^6$/L 之 2 项）。

（4）不能查滑液者，年龄≥40 岁。

（5）晨僵≤30 分钟。

（6）关节活动时弹响。

符合（1）（2）或（1）（3）（5）（6）或（1）（4）（5）（6）者可诊断为关节炎。

七、鉴别诊断

膝关节骨关节炎应与类风湿关节炎、Charcot 关节、膝关节结核等疾病鉴别。此外，膝关节受 $L_{3\sim4}$ 神经根支配。当这 2 个神经受到刺激时可出现类似膝关节骨关节炎疼痛。但神经性疼痛为烧灼样，神经牵拉试验阳性，同时伴有运动和反射异常。其他膝关节周围肌腱炎、滑囊炎也可出现局部疼痛，但这种情况下局部有压痛、或肿胀，且疼痛为自限性。此外，还应与股骨髁、胫骨平台骨坏死、肿瘤鉴别，骨坏死、肿瘤疼痛通常为持续性、夜间静息痛，与活动无关。

八、治疗

（一）非手术治疗

预防及一般性药物治疗同其他部位关节骨关节炎。

（二）手术治疗

非手术治疗无效、不能缓解疼痛、畸形，影响膝关节功能时，则选择手术治疗。手术方式包括关节镜手术、截骨术和膝关节置换术。

1.关节镜手术

关节镜手术的适应证是关节内游离体导致关节机械性交锁症状;髌骨向外倾斜导致膝前痛。关节镜手术对于存在明显关节畸形、既往右膝关节手术史、关节间隙变窄的晚期膝关节骨关节炎和静息性疼痛者效果差或无效。通过关节镜可清除关节内游离体、可在关节镜下行外侧软组织松解纠正髌骨倾斜。

2.截骨术

膝关节周围截骨术的指征是年龄小于 50 岁,膝关节存在内、外翻畸形的单间室膝关节骨关节炎,关节活动正常或接近于正常、关节屈曲度不小于 90°,截骨前对侧关节间室应正常,无关节不稳。股骨或胫骨截骨术的主要目的是通过截骨纠正疼痛关节胫、股关节不正常的力线关系,并使其恢复至正常 5°～7°生理外翻。常采用的截骨方式:胫骨高位截骨术和股骨远端截骨术。禁忌证包括膝关节屈曲挛缩≥10°,胫股关节半脱位在 1 cm 以上。

术前需拍包括髋、膝、踝关节的下肢负重位全长片,并仔细术前评估、计划精确截骨矫正角度、重建下肢力线。术前 X 线片测量内翻畸形在 10°以内,可选择胫骨高位截骨;术前外翻畸形在 15°以内,可选择股骨远端截骨。股骨远端截骨术更适用于内翻在 5°以上或外翻畸形的矫正。股骨远端内翻截骨纠正外翻畸形时,应注意避免矫正过度;相反,不论是股骨远端还是胫骨近端外翻截骨,应该有 5°的过度矫正。超过 15°的内、外翻畸形,已经存在软组织松弛、膝关节半脱位,截骨效果较差。

3.膝关节置换术

膝关节置换包括单髁置换和全膝关节置换。膝关节置换术的指征包括是疼痛明显,严重影响患者休息、生活、工作,经非手术治疗无效,影像学上膝关节关节面大部分破坏。膝关节置换的目的是解除关节疼痛、重建关节功能。

(1)膝关节单髁置换术(图 6-9):单髁置换适应证是膝关节单间室骨关节炎(常为内侧间室),影像学检查提示对侧间室正常且髌骨关节未受累,术前至少有 90°的活动范围,屈曲挛缩小于 5°,内翻畸形小于 10°,外翻畸形小于 15°;交叉韧带完整、无膝关节半脱位。髌骨关节疼痛是相对禁忌证,对侧关节间室存在明显骨关节炎病变是绝对禁忌证。

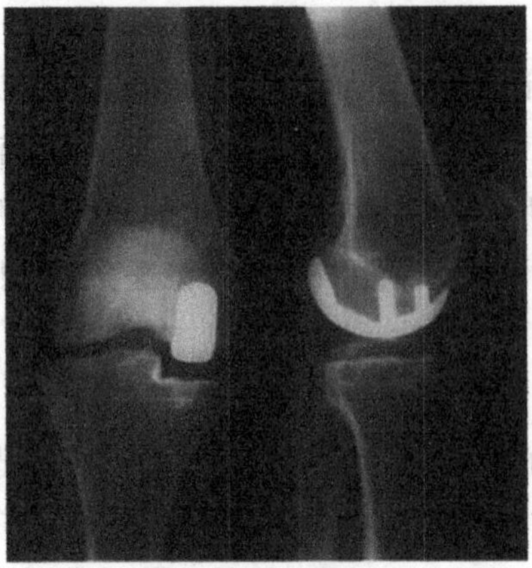

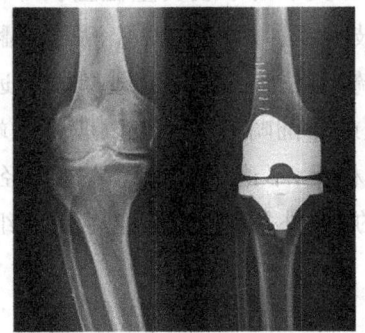

图 6-9　膝关节单髁置换术

（2）全膝关节置换术：全膝关节置换术指征是晚期膝关节骨关节炎经严格保守治疗无效，关节疼痛、畸形，严重影响患者日常生活、工作。禁忌证同全髋关节置换术（图 6-10）。

图 6-10　膝关节骨关节炎行全膝关节置换术后

膝关节假体有后交叉韧带保留型和后交叉韧带替代型（后稳定型）。根据平台衬垫固定方式有固定平台和旋转平台假体。根据患者年龄、生活习惯及膝关节状况，选择合适的膝关节假体。

4.膝关节融合术

其适应证是全膝关节置换术失败的补救、各种原因无法进行膝关节骨结构重建、伸膝装置破坏无法接受进行全膝关节置换、关节感染。

第七章　中医骨伤疾病

第一节　肩关节周围炎

　　肩关节周围炎简称肩周炎，是肩关节周围肌肉、肌腱、滑液囊及关节囊的慢性非特异性炎症。中医认为本病多因肩部裸露感受风邪所致，故又称"漏肩风"；因发病年龄以 50 岁左右者较多，故又称"五十肩"；因本病肩关节内、外粘连，关节僵硬、疼痛和功能活动受限为其临床特征，故又称作"肩凝症"。

　　肩关节的活动主要依靠肩关节周围肌肉、肌腱和韧带维持其稳定性。青年人的正常肌腱十分坚强有力，但由于肌腱本身的血液供应较差，随着年龄的增长，常有退行性改变，在此基础上加之肩部受到轻微的外伤，积累性劳损，遇风寒邪气侵袭等因素的作用后，未能及时治疗或功能锻炼，肩部活动减少，导致肩关节粘连形成本病。

　　颈椎病也是引起肩关节周围炎的原因之一。颈椎椎间孔的改变，压迫脊神经，造成肩部软组织神经营养障碍，形成肩痛、活动受限而形成本病。

　　此外，心、肺、胆管疾病发生的肩部牵涉痛，因原发病长期不愈，使肩部肌肉持续性痉挛，肩关节活动受限而继发为肩关节周围炎。

　　中医认为本病的发生是老年体虚，气血虚损，筋失濡养，风寒湿外邪侵袭肩部，经脉拘急所致。气血虚损，血不荣筋为内因，风寒湿邪侵袭为外因。

一、诊断要点

（一）发病年龄

　　多在 50 岁左右，女性多于男性，常伴有风寒湿邪侵袭史或外伤史。起病缓慢，病程长是其特点。

（二）疼痛

疼痛是早期的主要症状，可为钝痛、刺痛、刀割样痛。遇寒受凉或夜间疼痛加重，甚至疼醒。疼痛也可放射到颈部、肩胛部、肘部和手。严重者不敢翻身，患肢在抬举、摸背、穿衣、梳头等会感到困难。

（三）肩关节周围广泛压痛

在肩关节周围可触及多处压痛点，以肩髃（肱骨小结节）、肩髎（肱骨大结节）、肩内陵（喙突）、肩贞（盂下结节）、臂臑（三角肌粗隆）等处最明显，且常可触及结节或条索状阳性反应物。

（四）肩关节功能活动广泛受限

其中以外展、内收搭肩、高举及后伸最明显。

（五）肩部僵硬

僵硬是后期的主要症状，常伴有关节周围肌肉萎缩，肩关节周围软组织广泛粘连，功能严重障碍，出现典型的"扛肩"现象。

（六）X线和化验检查

一般无异常发现。

二、病因病机

肩关节是经脉和经筋经过会聚的部位，布有手三阳经及其经筋、足少阳经、阳跷脉、阳维脉以及手三阴经，所以肩关节是上肢经络气血运行的关键部位，又是上肢运动的枢纽。人至五十肾精亏损，肾气衰弱，推动和调控脏腑的功能减弱，在脏腑中，心主血，肝藏血，脾统血，脾与胃为气血生化之源，肺主气，朝百脉输送气血，脏腑虚弱则气血亏损，难以抗御外邪，易感受外邪为患。正如《灵枢·经脉》云："大肠手阳明之脉，所生病者……肩前臑痛"；"小肠手太阳之脉，是动则病……肩似拔"；肺手太阴之脉"气虚则肩背痛寒，少气不足以息"；又《灵枢·经筋》"足太阳之筋，其病……肩不举"；"手太阳之筋，其病绕肩胛引颈后痛"；"手阳明之筋，其病……肩不举"。总之，肾气虚弱，气血亏损，卫外乏力，肩部经脉易感受外邪导致经络气血闭阻，引起疼痛。另外，肩关节是上肢运动的枢纽，易发生运动性损伤，导致肩关节疼痛。

（一）风寒湿邪侵袭经脉

风为阳邪，向上向外，具有较强的穿透力，易于开发腠理，寒、湿邪气可乘机内犯肩部经脉;寒主凝滞,风邪又借寒邪凝滞附着于肩部肌肉关节;湿邪黏着胶固,又借助寒邪之凝固,停滞肩部,导致经络气血闭阻不通,不通则痛,发为肩痛。

(二)瘀血阻滞经脉

跌打损伤,或肩关节活动过度扭伤筋脉,或久痛入络,瘀血停滞,使经络气血闭阻发为肩痛。

(三)筋肉失养

年老气血虚弱,或肩痛久治不愈,经络气血闭阻日久,经筋失养,肌肉挛缩,肩关节活动艰难。

三、辨证与治疗

(一)病因辨证与治疗

1.风寒湿邪侵袭经脉

(1)主症:肩部疼痛,日轻夜重,局部畏寒,得热痛减,遇寒疼痛加重,肩关节活动明显受限,活动时疼痛加重。舌苔薄白,脉弦紧。

(2)治则:疏散邪气,温经止痛。

(3)处方:天柱、大椎、肩髃、肩前、臑俞、曲池、外关、合谷、后溪。

(4)操作法:以上诸穴均采用泻法。针天柱用1寸针,针尖刺向脊柱,使针感向患侧的肩部传导。针大椎时针尖稍微偏向患侧,同时用拇指按压健侧,使针感向患侧的肩部传导。针肩髃透向肩髎,针肩前透向臑俞,针臑俞透向肩前。针曲池用1.5寸长的针,直刺1寸左右,行龙虎交战手法。余穴用1寸针直刺泻法。留针20~30分钟。起针后,在肩髃、肩前、臑俞穴处拔火罐,起火罐后,艾灸大椎、肩髃、肩前。

(5)方义:本证是由于风寒湿邪侵袭肩部经脉,导致肩部经脉气血痹阻,经气不通所致,手三阳经及其经筋以及阳维脉、阳跷脉分布在肩部,故治疗以三阳经穴为主。肩髃、臑俞、肩前属于局部取穴,统称"肩三针",针刺泻法并加艾灸,可祛风散寒、化湿通络,对肩关节疼痛有较好的效果。《甲乙经》云肩髃乃"手阳明、阳跷脉之会",臑俞乃"手太阳、阳维、跷脉之会",主治"指臂痛""肩痛不可举臂"。阳维脉维系、调控诸阳经脉,年逾五十卫气虚弱,外邪乘虚而入发为肩臂痛。阳跷脉,跷者捷也,司人体之动静与运动,跷脉病则运动障碍。故肩髃、臑会既可祛外邪以疏通经络,又可疏通经络促进运动。临床研究证明电针肩髃穴治疗肩周炎的疗效明显优于药物。外关是阳维的交会穴,与臑俞配合,可增强其卫外和祛邪的作用。曲池是手阳明经的合穴,"合穴"气血汇聚之地,阳明多气多血,其性走而不守,长于通经活络;合谷是阳明经的原穴,与手太阴经相表里,主升主散,功善行气止痛、通经逐邪,是治疗上肢疼痛的主穴。后溪是手太阳经的输穴,配五行属木,主风主肝,功在散风化湿,缓筋止痉,经云"俞主体重节痛"是也。以上诸穴配合,局部与远端相结合,治疗症状与病因相结合,如此,邪气得以祛除,经络疏通,气血调和,疼痛可止。

2.瘀血阻滞经脉

(1)主症:肩部肿痛,疼痛拒按,夜间加重,肩关节活动受限、外展、内收、高举、后伸困难,舌质黯或有瘀斑,脉弦或细涩。

(2)治则:活血化瘀,通经止痛。

(3)处方:膈俞、肩髃、肩髎、阿是穴、曲池、条山穴。

(4)操作法:先在膈俞、阿是穴刺络拔罐,然后直刺肩髃、肩髎、曲池,针刺泻法,并可在肩髃、肩髎相互透刺,或者用合谷刺法。条山穴,即条口穴和承山穴。针刺时用3寸毫针从条口直刺透向承山,捻转泻法,留针30分钟,留针期间每5分钟捻转1次。起针时,先起上肢诸穴位的毫针,然后再捻转条山针,且在捻转针的同时,令患者不停地活动肩关节,直至活动的最大范围为止。

(5)方义:本证是由于跌打损伤、用力不当扭伤筋肉,或疼痛日久不愈,瘀血停滞经脉,治遵《灵枢·经脉》"菀陈则除之"的法则,故先于膈俞、阿是穴刺络拔罐,祛瘀通络。膈俞为血之会穴,主治血分疾病,善于活血化瘀,患瘀血证时穴位处常有压痛、条索或结节。研究证明,膈俞能改善微循环障碍,缓解血管痉挛,促进血液循环,促进血流加速,改善组织的缺血缺氧状态,因而对瘀血证起到活血化瘀的作用。肩髃、肩髎属于局部取穴。曲池是手阳明经的合穴,其性走而不守,具有较强的疏经通络作用,与肩髃、肩髎配合是治疗上肢病痛的主穴。条口透承山是治疗肩周病的经验穴位。条口属于阳明经,阳明经多气多血,针之功于通行气血,调理经脉;承山属于足太阳经,太阳经多血少气,性能主开,功善通经祛邪,所以条口透承山既可疏通经络活血止痛,又可祛邪通经止痛;临床研究证明电针条口穴治疗肩周炎有明显的止痛作用,近、远期疗效均有明显疗效。

3.筋肉失养

(1)主症:肩痛日久不愈,疼痛减轻,活动艰难,举臂不及头,后旋不及于背,肩部肌肉萎缩,局部畏寒喜暖。舌淡红,脉沉细。

(2)治则:补益气血,养筋通脉。

(3)处方:大杼、巨髎、肩井、肩髃、肩髎、肩贞、天宗、肺俞、心俞、肩内陵、臂臑、曲池、曲泽、外关、合谷、足三里。

(4)治疗方法:以上诸穴均采用浅刺补法,结合龙虎交战手法,留针不少于30分钟,并在肩髃、肩髎、肩内陵、肩贞等穴施以灸法。

(5)方义:本证属于虚证,宗《灵枢·经脉》"虚则补之""寒则留之""陷下则灸之"和《灵枢·官能》"针所不为,灸之所宜"的治疗原则,采用浅刺补法,并结合龙虎交战手法,补中有泻,补益气血濡养筋骨,兼疏通经脉疏解粘连。

(二)经络辨证与治疗

1.太阴经病证

(1)主症:肩痛位于肩的内侧胸的外侧,正当肩胸交界处,在奇穴肩内陵处有压痛,当上肢后伸时疼痛加重,并连及上臂部手太阴经。

(2)治则:疏通太阴经脉。

(3)处方:尺泽、阴陵泉。

(4)治疗方法:先取健侧阴陵泉,用3寸毫针向阳陵泉透刺,捻转泻法,在行针的同时,令患者活动肩关节。疼痛缓解后,留针20分钟,每隔5分钟,行针1次。若疼痛缓解仍不明显,可再针健侧尺泽穴。

2.阳明经病证

(1)主症:肩痛位于肩峰正中,在肩髃穴处有压痛,当上肢高举时疼痛加重,疼痛并沿阳明经走串。

(2)治则:疏通阳明经脉。

(3)处方:足三里、曲池。

(4)治疗方法:先取健侧的足三里,用3寸针直刺2~2.5寸,使针感沿经传导,在行针的同时,令患者活动肩关节,留针20分钟,在留针期间,每隔5分钟行针1次。若疼痛缓解不明显,再直刺健侧曲池穴,行针的同时活动肩关节。

3.少阳经证

(1)主症:肩痛位于肩峰偏后,在肩髎穴处有压痛,当上肢外展时疼痛加重,并连及上臂部。

(2)治则:疏通少阳经脉。

(3)处方:阳陵泉、天井。

(4)治疗方法:取健侧阳陵泉,用3寸针向阴陵泉透刺,使针感沿经传导,并嘱患者活动肩关节。留针20分钟,在留针期间每隔5分钟行针1次。若肩痛好转不明显,再针刺天井穴。

4.太阳经证

(1)主症:肩痛位于肩关节的后部,在臑俞、天宗穴处有压痛,患肢搭对侧肩关节时,疼痛加重,或上肢旋前时疼痛明显。

(2)治则:疏通太阳经脉。

(3)处方:条口、后溪。

(4)治疗方法:先取健侧条口穴,用3寸针直刺透向承山穴,在承山穴处有明显针感,并令患者活动患侧将关节。留针20分钟,留针期间,每5分钟行针1次。若肩痛缓解不明显,再针刺后溪穴。

(三)特殊方法(同经相应取穴法)

1.主穴

依据压痛点决定针刺的经络和穴位,属于同经相应取穴法,如肩峰正中痛,位于肩髃穴处,治取对侧下肢的髀关穴;肩痛位于肩关节的肩髎穴,治取对侧的环跳穴;肩痛位于肩关节的后部的臑俞处,治取对侧下肢的秩边穴;肩痛位于肩关节的前面的肩前穴处,治取对侧下肢腹股沟区域足太阴经的相应穴位。

2.治疗方法

用1.5寸毫针直刺1寸左右,得气后用龙虎交战手法,在行针的同时令患者活动肩关节,留针30分钟,在留针期间每隔5分钟行针1次。

第二节 前斜角肌综合征

前斜角肌综合征是指因外伤、劳损、先天颈肋、高位肋骨等因素刺激前斜角肌,或前斜角肌痉挛、肥大、变性等,引起臂丛神经和锁骨下动脉的血管神经束受压,而产生的一系列神经血管压迫症状的病证。本病好发于20～30岁女性,右侧较多见。

一、病因病理

颈部后伸、侧屈位时,头部突然向对侧旋转,或长期从事旋颈位低头工作,使对侧前斜角肌受到牵拉扭转而损伤,出现前斜角肌肿胀、痉挛而产生对其后侧神经根的压迫症状。神经根受压又进一步加剧前斜角肌痉挛,形成恶性循环。

先天性结构畸形，如肩部下垂、高位胸骨、第7颈椎横突肥大、高位第1肋骨、臂丛位置偏后等，使第1肋骨长期刺激臂丛，使受臂丛支配的前斜角肌发生痉挛，压迫臂丛神经而发病。若前斜角肌痉挛、变性、肥厚，则易造成锁骨上部臂丛及锁骨下动脉受压。如颈肋或第7颈椎横突肥大，或前、中斜角肌肌腹变异合并时，当前斜角肌稍痉挛，即可压迫其间通过的臂丛神经和锁骨下动脉而导致出现神经血管症状。本病运动障碍出现较迟，可表现为肌无力和肌萎缩，偶见手部呈雷诺征象。

中医将本病归属"劳损"范畴。多由过度劳损，或风寒外袭，寒邪客于经络，致使经脉不通，气血运行不畅，转为肿痛。

二、诊断

(一)症状

(1)一般缓慢发生，均以疼痛起病，程度不一。

(2)局部症状。患侧锁骨上窝稍显胀满，前斜角肌局部疼痛。

(3)神经症状。患肢有放射性疼痛和麻木触电感，以肩、上臂内侧、前臂和手部的尺侧及小指、环指明显，表现为麻木、蚁行、刺痒感等。少数患者偶有交感神经症状，如瞳孔扩大、面部出汗、患肢皮温下降，甚至出现霍纳综合征。

(4)血管症状。早期由于血管痉挛致使动脉供血不足而造成患肢皮温降低，肤色苍白；后期因静脉回流受阻，出现手指肿胀、发凉、肤色发绀，甚至手指发生溃疡难愈。

(5)肌肉症状。神经长期受压，患肢小鱼际肌肉萎缩，握力减弱，持物困难，手部发胀及有笨拙感。

(二)体征

(1)颈前可摸到紧张、粗大而坚韧的前斜角肌肌腹，局部有明显压痛，并向患侧上肢放射性痛麻。

(2)局部及患肢的疼痛症状在患肢上举时可减轻或消失，自然向下或用力牵拉患肢时则加重

(3)艾迪森试验、超外展试验阳性，提示血管受压。

(4)举臂运动试验、臂丛神经牵拉试验阳性，提示神经受压。

(三)辅助检查

X线片检查:颈、胸段的X线正侧位摄片检查,可见颈肋或第7颈椎横突过长或高位胸肋征象。

三、治疗

(一)治疗原则

舒筋活血,通络止痛。

(二)手法

擦法、按法、揉法、拿法、擦法等。

(三)取穴与部位

缺盆、肩井、翳风、风池、颈臂、曲池、内关、合谷、颈肩及上肢部。

(四)操作

1.活血通络

患者取坐位。术者站于患侧,先用擦法在患侧自肩部向颈侧沿斜角肌体表投影区往返施术,同时配合肩关节活动,时间3~5分钟。

2.理筋通络

继上势,术者以一指禅推法沿患侧颈、肩、缺盆穴及上肢进行操作,斜角肌部位、颈臂穴重点治疗,时间5~7分钟。

3.舒筋通络

继上势,术者以拇指弹拨斜角肌起止点及压痛点,拇指揉胸锁乳突肌及锁骨窝硬结处为重点,拇指自内向外沿锁骨下反复揉压,时间3~5分钟。

4.通络止痛

沿患侧斜角肌用拇指平推法,然后施擦法,以透热为度。时间1~2分钟;然后摇肩关节,揉、拿上肢5~10遍,抖上肢结束治疗。

四、注意事项

(1)注意不宜睡过高枕头,患部注意保暖。

(2)避免患侧肩负重物或手提重物,以免加重症状。

(3)嘱患者配合扩胸锻炼,每天1~2次,可缓解症状。

第三节　肘部扭挫伤

外力作用于肘关节并引起关节囊、关节周围韧带及筋膜等组织损伤,出现局部肿胀、疼痛及功能障碍的病证,称为肘部扭挫伤,中医称为"肘部伤筋"。

一、临床表现

初起时肘部疼痛,活动无力,肿胀常因关节内积液、鹰嘴窝脂肪垫炎,或肱桡关节后滑液囊肿胀而加重,伸肘时鹰嘴窝消失。部分肘部扭挫伤患者,有可能是肘关节半脱位或脱位后已自动复位,只有关节明显肿胀,而无半脱位或脱位征象,易误认为单纯扭挫伤。

二、诊断要点

(1)有明显外伤史。

(2)肘关节处于半屈位,肘部呈弥散性肿胀疼痛,功能障碍,有时出现青紫瘀斑,多以桡后侧较明显。

(3)压痛点往往在肘关节的内后方和内侧副韧带附着部。

(4)X线检查:确定是否合并骨化性肌炎、脱位或骨折。

三、病因病机

中医认为:①筋主束骨而利关节,若外力过大,使筋肉的活动超出正常范围,即可造成筋肉撕裂,血溢脉外。离经之血阻滞经络,经气不通,不通则痛;筋伤、筋裂则致关节不利。②直接暴力作用于肘部造成肘关节软组织损伤,如跌仆滑倒,手掌撑地,传导暴力使肘关节过度外展、伸直或扭转,均可造成筋肉撕裂,瘀血闭阻。③骨折或关节脱位纠正后,肘关节挫伤、瘀血阻络则成为突出的病证。

总之,肘关节扭挫伤的主要病机是血溢脉外,离经之血痹阻经络,气血不通,转为疼痛、肿胀、关节活动不利等症。

四、针灸治疗

(一)经络辨证治疗

1.桡侧副韧带损伤

主症:肘关节疼痛、肿胀、活动障碍,肘部外侧有明显的压痛点,侧扳检查阳性。

治则：取手阳明、少阳经穴为主，针刺泻法，活血祛瘀。

处方：曲池、天井、手三里、阿是穴、尺泽、合谷、商阳、关冲。

操作法：先用三棱针点刺尺泽出血，出血量以血色由黯红变鲜红为度。再于商阳、关冲点刺出血，每穴出血 3～5 滴。其余诸穴均采用针刺泻法。也可在天井与手三里或曲池与合谷采用电针，选用疏密波。留针 20～30 分钟。每天或隔天治疗 1 次。

2.尺侧副韧带损伤

主症：肘关节疼痛、肿胀、活动障碍，肘部尺侧面有明显的压痛点，侧扳检查呈阳性。

治则：取手太阳、少阴经穴为主，针刺泻法，活血祛瘀，疏通经络。

处方：少海、曲泽、小海、天井、阴郄、后溪、少冲、少泽。

操作法：先用三棱针点刺曲泽出血，出血量以血色由黯红变鲜红为度。同时在少泽、少冲点刺出血，每穴出血 3～5 滴。其余穴位均用针刺泻法。也可在少海、天井之间加用电针，采用疏密波。

3.肱二头肌腱损伤

主症：肘关节疼痛、肿胀、功能障碍，肱二头肌腱及其附着处有明显的压痛点。

治则：取手太阴、厥阴经穴为主，针刺泻法，活血祛瘀，通经止痛。

处方：曲池、尺泽、曲泽、阿是穴、孔最、郄门、内关、少商、中冲。

操作法：先取尺泽或曲泽用三棱针点刺出血，出血的血色从黯红变鲜红为止。刺少商、中冲出血，每穴 3～5 滴。其余诸穴均用泻法。也可在曲泽、孔最之间加用电针，采用疏密波。

(二)其他方法

1.巨刺法

主穴：①外侧副韧带损伤，取健侧的阳陵泉或足三里；②内侧副韧带损伤，取健侧的阴陵泉；③肱二头肌腱损伤，取健侧的膝关。

操作法：用 3 寸的毫针，从阳陵泉透向阴陵泉，或足三里透向合阳；刺阴陵泉透向阳陵泉；刺膝关透向阳陵泉。用捻转手法，在捻转的同时令患者活动患肢，一边捻转针柄一边活动患肢。留针 30 分钟，每 10 分钟捻针 1 次，并活动患肢。

2.同经相应法

主穴：①桡侧副韧带损伤，取患侧的商阳、关冲，健侧的足三里、阳陵泉；②尺侧副韧带损伤,取患侧的少泽、少冲,健侧的委中、阴谷;③肱二头肌腱损伤,取患侧的少商、中冲,健侧的阴陵泉、曲泉。

操作法:先在患侧的井穴用三棱针点刺出血,每穴出血5~7滴,然后取健侧的经穴行浅刺雀啄术法,同时令患者活动患肢。留针30分钟,每隔10分钟行针1次。

五、手法治疗

手法治疗的目的在于整复可能存在的关节微细错缝,拽出嵌入关节内的软组织,理顺撕裂的筋肉。对伤后在短时间内即来就诊者,可施以整理手法,调整关节错缝和撕裂的筋肉,仅1~2次即可,不宜反复实施。常用手法如下。

(一)掂挺法

医师将患侧腕部夹于腋下,掌心朝上,肘尖朝下,医师双手掌环握肘部,轻轻地向肘外上侧摇摆,同时灵活地做肘部向上掂挺1~2次,稍有错落处,可听到调整的响声。

(二)挺伸法

医师左手托患侧肘部,右手握患侧腕部,先做适当范围的肘关节屈伸活动1次,使肌肉放松,待患肘处于半伸直位时,握患侧腕部的手放松并顺势将前臂伸直,配合左手掌将患肘向上一挺伸,亦可听到响声,此时医师的手仍应扶持腕部,以防摆动。

关节微细错缝矫正后,医师以两手掌环抱肘部,轻轻按压1~2分钟,有减轻疼痛的作用。然后将肘关节内外两侧的筋肉轻轻地拿捏平整,但不宜反复操作。

固定期间由于肿胀较明显,一般不用手法按摩。2周后,为了防止肘关节粘连,可应用轻柔的手法进行按摩,给予点穴、揉按、分筋、肘关节屈伸活动等手法,每次15~20分钟,每天1次,以达到舒筋活血通络、消肿止痛、滑利关节的作用。施行手法治疗时,动作要轻柔,切忌粗暴、过多的反复推拿和强力屈伸关节。

六、药物治疗

中药内服外用是治疗肘关节扭挫伤常用的一种内外兼治的方法,具有散瘀消肿、活血止痛、舒筋活络的功效。应用时宜根据扭挫伤的轻重、缓急、久暂、虚实辨证用药。

(一)外用药

急性扭挫伤局部瘀肿者,可选用消瘀止痛膏、双柏散或消炎散等外敷;肿痛消退后,可用上肢损伤洗方,海桐皮汤煎水熏洗。

(二)内服药

可按损伤早期和后期临床证候的不同辨证用药。

1.瘀滞证

损伤早期,肘部疼痛,弥漫性肿胀、瘀斑。局部压痛,肘关节功能活动受限。舌暗红或有斑点,脉弦紧。治宜散瘀消肿,方用活血止痛汤。肿痛甚者,可加服田三七粉或七厘散;肘部肿痛灼热、口干苦者,可加金银花、蒲公英、天花粉。

2.虚寒证

虚寒证多见于后期,肘部酸胀疼痛,劳累后疼痛加重,畏寒喜温。舌质淡,苔薄白,脉沉细。治宜温经散寒、养血通络,方用当归四逆汤加减。气虚者,可加黄芪、人参、白术;关节活动不利者,可加伸筋草、海风藤、威灵仙。

七、手术治疗

肘关节侧副韧带的损伤多见于尺侧副韧带的损伤,当尺侧副韧带完全断裂时,两断端之间存在裂隙,被动活动时肘外翻畸形明显,有时可见异常的侧向运动,甚至有小片撕脱骨折,此种情况宜采用手术治疗。如不行手术,必将形成瘢痕以维持肘关节侧向稳定性,常常会减缓肘关节功能恢复。手术修复侧副韧带取肘关节内侧切口,手术常需切断前臂屈肌抵止点,将屈肌翻开显露尺侧副韧带进行修补或重建。亦有学者主张从内上髁至尺骨结节1 cm之间劈开肌肉,显露尺侧副韧带进行修补。术后屈肘用石膏托固定2周后,改用颈腕带悬吊1～2周。

八、预防与调护

严重的肘关节扭挫伤,治疗不及时或治疗不当,或因进行不适当的反复按摩,都可造成关节周围组织的钙化、骨化,形成骨化性肌炎。因此,肘关节损伤后功能恢复是不能操之过急的,否则常遗留关节强直的后患。

第四节　急性腰扭伤

急性腰肌扭伤为腰部的肌肉、韧带、筋膜等软组织在活动时因用力不当而突然损伤,可伴有椎间小关节的错位及其关节囊嵌顿,致使腰部疼痛并活动受限。

本病中医称之为"闪腰岔气"，多发于青壮年体力劳动者，临床上多见于搬运、建筑工人或长期从事弯腰工作、平时缺乏体力锻炼的人。损伤多发生于腰骶、骶髂关节或椎间关节两侧骶棘肌等部位。主要因外部暴力，以致筋脉损伤，气滞血瘀，气机不通而痛。

一、病因病理

本病多为遭受间接外力所致，如搬运重物用力不当或体位不正而引起腰部筋膜部筋膜肌肉的损伤。急性扭伤多发生于腰骶、骶髂关节、椎间关节或两侧骶棘肌等部位。腰骶关节是脊柱的枢纽，骶髂关节是躯干与下肢的桥梁，体重的压力和外来冲击力多集中在这些部位，故受伤机会较多。当脊柱屈曲时，两旁的伸脊肌（特别是骶棘肌）收缩，以抵抗体重和维持躯干的位置，这时如负重过大，易使肌纤维撕裂；当脊柱完全屈曲时，主要靠韧带（尤其是棘上、棘间、后纵、髂腰等韧带）来维持躯干的位置，这时如负重过大，易造成韧带损伤。轻者可致骶棘肌和腰背筋膜不同程度的自起点撕裂，较重者可致棘上、棘间韧带的撕裂。腰部活动范围过大，椎间小关节受过度牵拉或扭伤，可致骨节错缝或滑膜嵌顿。另外，直接受暴力的冲击、压砸可造成腰部软组织的挫伤。

二、临床表现

本病多有外伤史，受伤时部分患者可感到腰部有"咯咯"响声，伤后立即出现一侧或两侧剧痛。腰痛不能挺直、俯仰屈伸，严重者转侧起坐甚至翻身时均感腰部疼痛异常。疼痛为持续性，活动时加重，休息后也不能缓解，咳嗽、喷嚏、大声说话或腹部用力等均可使疼痛加重。患者站立时腰部僵硬，患者常以两手撑腰，行走时多挺直腰部、步态缓慢，卧位时常以手撑腰才能翻身转动。绝大多数患者有明显的局限压痛点，且由于疼痛可致不同程度的功能受限。本病多无下肢痛，但有可能出现反射性坐骨神经痛。直腿抬高试验可为阳性。

三、诊断要点

(1)多发于青壮年体力劳动者，有明显的外伤史。

(2)有明显的损伤部位，腰肌紧张，腰骶部有压痛、撕裂痛。

(3)患者腰部各方向的活动均受限。

(4)X线摄片检查多无明显异常，或可发现平腰、后突或侧弯变形，或两侧小关节突不对称，腰椎后突和侧弯，椎间隙左右宽窄不等。

四、针灸治疗

(一)毫针法

(1)处方一:水沟。

操作:患者采取仰卧位或坐位,先用三棱针将患者上唇系带之粟粒大小的硬结刺破。穴位局部常规消毒后,再将上唇捏起,用缓慢捻进法或快速捻进法进针,针尖向上斜刺0.2寸,当局部出现麻胀或痛胀感觉时,继续捻针0.2~0.3寸,并嘱患者同时向左右前后活动腰部。留针15~30分钟,行针1~2次,6次为1个疗程。

(2)处方二:后溪。

操作:患者坐位,手半握拳。穴位常规消毒后,用1.5~2寸毫针刺入1.5寸左右,针尖向劳宫。留针15分钟,其间行针3次。同时令患者随意缓慢活动腰部,次数逐渐加大。每天针刺1次。

(3)处方三:外关。

操作:患者立位,穴位常规消毒后,用28号2.5寸毫针,垂直快速刺入,行提插、捻转手法,强刺激。得气后留针20分钟,每隔5分钟行针1次。留针期间让患者做俯仰、转侧、踢腿、下蹲等动作。

(4)处方四:上都。

操作:患者取立位,手握空拳,掌心向下。局部常规消毒后,选用28号2寸毫针,针刺上部穴(在第2、3指掌关节间),向掌心方向刺入1~1.5寸,行捻转补泻手法,得气后留针20分钟,让患者做俯仰、转侧、踢腿、下蹲等动作,以患者出汗为度。

(5)处方五:飞扬。

操作:患者坐位,取健侧飞扬常规消毒,用28号2.5寸毫针直刺2寸,中等刺激。边捻针边嘱患者活动腰部,留针20~30分钟,其间行针3次,每次运针1分钟,每天1次。

(6)处方六:龈交。

操作:取龈交穴(上层系带与齿龈交接处,腰扭伤者多在此处出现一米粒大白色小结),用新洁尔灭消毒,取30号1寸毫针在小结后侧沿口唇方向水平进针,行快速捻转强刺激。留针5~10分钟,其间嘱患者活动腰部,幅度逐渐加大。

(7)处方七:水沟、养老、腰痛点。

操作:穴位常规消毒后快速进针,得气后边行针,边令患者活动腰部,如前后屈伸、左右侧弯等动作,运动幅度由小到大。留针15分钟,其间行针2~3次,用捻转提插泻法针感以患者耐受为宜。若针刺疗效欠佳,可在患部加拔火罐10分钟。

(二)刺络拔罐法

处方:阿是穴、委中。

操作:患者俯卧,严格消毒局部皮肤后,医者持三棱针在痛点散刺(豹纹刺),在委中穴点刺出血数滴,然后在痛点行拔罐术(用大号罐),每次留罐10～15分钟,每天1次,5次为1个疗程。散刺须做到浅而快,点刺委中穴出血不宜过多。

(三)手针法

(1)处方一:扭伤1、扭伤2。

操作:取穴(扭伤1在示指与中指掌骨间隙;扭伤2在中指与无名指掌骨间隙)后常规消毒,用30号2.5寸毫针沿掌骨间隙平刺1.5～2.5寸,提插捻转使酸胀感传至腕部,留针20分钟,间隔5分钟捻转1次,并嘱其活动腰部,幅度由小到大。

(2)处方二:第二掌骨侧腰穴。

操作:常规消毒后,沿着压痛最明显处的第2掌骨拇指侧边缘垂直刺入。进针后,轻轻捻转,立即产生局部较强的胀、麻、酸、困感,并向发病部位传导。2～5分钟后患者即感患部轻松舒适,留针15～30分钟(令患者活动腰部)。每天1次,5次为1个疗程。

(四)电针法

(1)处方一:条口透承山。

操作:用5寸毫针,分别取双下肢的条口刺向承山,使针感传至足后跟,接上G-6850型治疗仪,电流强度以患者耐受为宜,脉冲率与心率大致相同,并让患者弯腰,做前后左右旋转摇动,治疗20～30分钟。

(2)处方二:夹脊穴。

操作:根据腰部位的不同,取患侧或双侧相应部位的夹脊穴,用28号3寸毫针稍偏向内侧进针2～3寸,局部酸胀感或有麻电感向下肢放散。如治疗棘间韧带扭伤,可向棘间韧带方向进针1～1.5寸,局部酸胀向四周放散。接G-6805型治疗仪通电。主穴接负极,配穴接正极,选断续波,频率为200～250次/分,通电20～30分钟。

(五)头针法

处方:双足运感区,或配上1/5感觉区。

操作:患者取坐位。医师严格消毒穴位后,用 26 号 2～3 寸毫针,沿头皮斜刺一定深度后,以每分钟 150～200 次的频率持续捻转 2～3 分钟,嘱患者顺势活动,间隔 10 分钟,再按上法反复运针 3 次,留针30～40 分钟。

(六)耳针法

(1)处方一:神门。

操作:患者取坐位,医师用 0.5 寸毫针,严格消毒穴位后,在神门附近的痛点进针,行中等强度刺激3～5 分钟。如疼痛减轻不明显,留针 10 分钟,并间歇加强刺激。

(2)处方二:阿是穴。

操作:患者取坐位,医者在两耳的耳郭正中间,与耳轮脚成一水平线处找痛点,如痛点不明显,即在对耳轮正中间严格消毒后针刺。采用强刺激,进针后频频捻针,以患者能耐受为度,并嘱患者活动腰部,留针 20 分钟。

(七)耳压法

处方:腰、骶、腰椎、肾、神门。

操作:将耳部常规消毒后,在上述穴位附近探查敏感点,将王不留行籽贴附在小方块胶布中央,贴敷于耳穴上。嘱患者每天自行按压数次,3～5 天复诊后更换穴位或酌情增减。

(八)眼针法

处方:中焦区、下焦区、肾区、膀胱区以及球结膜毛细血管形状变化的相应区域。

操作:患者仰卧位,穴位常规消毒后,医师用 30 号或 32 号 0.5 寸长毫针,左手按压眼球保护,右手持针横刺,循眼针分区顺序方向刺入,不施补泻手法,起针时用棉球压按片刻。

(九)鼻针法

处方:腰三点(鼻下缘中央一点,鼻翼上方左右各一点)。

操作:穴位消毒后,用毫针垂直依次刺入鼻合各穴,进针深度以不穿透鼻骨为度,运用中等强度刺激,得气后留针 15～30 分钟,每 5 分钟行针 1 次。留针期间令患者活动腰部。

(十)穴位注射法

(1)处方一:腰阳关、命门、腰眼。

操作：穴位常规消毒后，用注射器在消毒的空盐水瓶内抽取空气，每穴各注入空气 2～10 mL，隔天治疗 1 次。

（2）处方二：气海俞。

操作：用 20 mL 注射器接 7 号针头，抽取 5％葡萄糖氯化钠 15 mL，于患侧气海俞快速进针，针尖向内下，直达肌肉深层，回抽无血即快速注射，患者身觉有电击麻感，并向周围和臀部放射。每天 1 次，7 次为1疗程。

（十一）火针法

处方：腰阳关、承山。

操作：穴位严格消毒后，用自控弹簧火针，针体直径 1.5 mm，把针体在乙醇灯上烧灼待针尖红而发亮时，准确刺入腧穴，疾刺快出，针刺深度 2～3 mm。需要时隔天再针 1 次。

（十二）足针法

处方：22 号穴（行间与太冲之间）。

操作：取两足背 22 号穴附近压痛最明显的部位。常规消毒后，用 0.5 寸毫针捻入，并轻轻捻转，同时嘱患者活动腰部，每次 2～3 分钟。

（十三）灸法

处方：肾俞、大肠俞、命门、阿是穴。

操作：将生姜 50 g 捣如泥，樟脑粉 10 g，纱布 10 cm×10 cm 备用。治疗时先用温水浸湿纱布，拧干拉平，置于所取穴位上，将生姜泥铺于纱布上，厚约 1 cm，压平。将樟脑粉分为 5 份，每份 2 g 左右。每次取 1 份均匀地撒在生姜泥上，点燃樟脑燃灸。灸完 1 次，接着再放 1 份，直至灸完 5 次为止。

五、推拿治疗

（一）旋转复位法

操作：先揉搓双侧腰部肌群，使痉挛缓解，减轻复位的阻力，再根据棘突偏移方向作逆向旋转复位。当听到清脆的"咯"的一声轻响即说明已复位，最后做同样的检查核实复位情况并做揉搓手法松解双侧肌群以收功。

（二）三搬三压法

操作：患者取俯卧位。先用搬肩压腰法：术者一手以掌根按压患者第四、五腰椎，另一手将对侧肩部搬起，双手同时交错用力，左右各 1 次。再用搬腿腰法：术者以一手掌根按压患者第三、四腰椎，另一手托住患者膝关节部，使关节后伸至一定程度,双手同时相对交错用力,恰当时可听到弹响声,左右各做1次。最后用双髋引伸压腰法:术者一手以掌根按压患者第三、四腰椎,另一手与前臂同时将双腿抬起,先左右摇摆数圈,然后上抬双腿,下压腰部,双手交错用力。

(三)揉按拿捏法

操作:让患者俯卧于治疗床上,施术者先用双手掌着力,反复揉按脊柱两侧肌肉,在腰椎扭伤之处及其周围做重点揉按。再用双手拇指着力,反复点揉脊柱两侧肌肉及华佗夹脊穴,并在腰部扭伤之处及其周围进行重点点揉,用以理气活血,舒筋通络,放松肌肉。再用斜扳法和侧扳法,活动腰部各大小关节,再用双手拿揉法,反复拿揉腰椎两侧肌肉,并重点拿揉扭伤之处。再用拇指点揉委中、承山等穴。最后,用拍打法,拍打腰背及下肢后侧肌肉。

(四)理筋止痛法

操作:患者正坐,术者坐其背后,以双手拇指触摸棘突,找到棘上韧带剥离处,嘱患者稍向前弯腰,术者一手拇指按在剥离的棘上韧带上端,向上推按牵引;另一手拇指左右拨动已剥离韧带,找到剥离面,然后顺脊柱纵横方向由上而下顺滑按压使其贴妥。术后避免腰部旋转活动,暂不做身体屈曲运动。

第五节　慢性腰肌劳损

慢性腰肌劳损是指腰部肌肉、筋膜、韧带等组织的慢性疲劳性损伤,又称慢性腰部劳损、腰背肌筋膜炎等。本病好发于体力劳动者和长期静坐缺乏运动的办公室人员。

一、病因病理

引起慢性腰肌劳损的主要原因是长期从事腰部负重、弯腰工作,或长期维持某一姿势操作等,引起腰背肌肉筋膜劳损。或腰部肌肉急性扭伤之后,没有得到及时有效的治疗,或治疗不彻底,或反复损伤,迁延而成为慢性腰痛。或腰椎有先天性畸形和解剖结构缺陷,如腰椎骶化、先天性隐性裂、腰椎滑移等,引起腰脊柱平衡失调,腰肌功能下降,造成腰部肌肉筋膜的劳损。其病理表现为肌筋膜渗出性炎症、水肿、粘连、纤维变性等改变,刺激脊神经后支而产生持续性腰痛。

中医认为,平素体虚,肾气亏虚,劳累过度,或外感风、寒、湿邪,凝滞肌肉筋脉,以致气血不和,肌肉筋膜拘挛,经络阻滞而致慢性腰痛。

二、诊断

(一)症状

(1)有长期腰背部酸痛或胀痛史,时轻时重,反复发作。

(2)天气变化,劳累后腰痛加重,经休息后,或适当活动、改变体位后可减轻。

(3)腰部怕冷喜暖,常喜欢用双手捶腰或做叉腰后伸动作,以减轻疼痛。

(4)少数患者有臀部及大腿后外侧酸胀痛,一般不过膝。

(二)体征

(1)脊柱外观正常,腰部活动一般无明显影响。急性发作时可有腰部活动受限、脊柱侧弯等改变。

(2)腰背肌轻度紧张,压痛广泛,常在一侧或两侧骶棘肌、髂嵴后部、骶骨背面及横突处有压痛。

(3)神经系统检查多无异常。直腿抬高试验多接近正常。

(三)辅助检查

X线检查一般无明显异常。部分患者可见脊柱生理弧度改变、腰椎滑移、骨质增生等;有先天畸形或解剖结构缺陷者,可见第5腰椎骶化、第1骶椎腰化、隐性脊柱裂等。

三、治疗

(一)治疗原则

舒筋通络,活血止痛。

(二)手法

㨰法、推法、按法、揉法、点法、弹拨法、擦法等。

(三)取穴与部位

肾俞、命门、大肠俞、关元俞、秩边、环跳、委中、阿是穴,腰背部和腰骶部。

(四)操作

(1)患者取俯卧位,术者用㨰法或双手掌推、按、揉腰脊柱两侧的竖脊肌。时间约5分钟。

(2)继上势,用拇指点按或按揉、弹拨竖脊肌数遍。再用拇指端重点推、按、拨揉压痛点。时间约5分钟。

（3）继上势，用双手指指端或指腹按、揉、振肾俞、命门、大肠俞、关元俞、秩边、环跳、委中等穴，每穴各半分钟。

（4）继上势，沿督脉腰段及两侧膀胱经用直擦法，横擦腰骶部，以透热为度。

四、注意事项

（1）保持良好的姿势，注意纠正习惯性不良姿势，维持腰椎正常的生理弧度。

（2）注意腰部保暖，防止风寒湿邪侵袭。

（3）注意劳逸结合，对平素体虚，肾气亏虚者配合补益肝肾的中药治疗。

五、功能锻炼

（一）腰部前屈后伸运动

两足分开与肩同宽站立，两手叉腰，做腰部前屈、后伸各8次。

（二）腰部回旋运动

姿势同前。做腰部顺时针、逆时针方向旋转各8次。

（三）"拱桥式"运动

仰卧床上，双腿屈曲，以双足、双肘和后头部为支点（五点支撑）用力将臀部抬高，呈"拱桥状"8次。

（四）"飞燕式"运动

俯卧床上，双臂放于身体两侧，双腿伸直，然后将头、上肢和下肢用力向上抬起，呈"飞燕式"8次。

六、疗效评定

（一）治愈

腰痛症状消失，腰部活动自如。

（二）好转

腰痛减轻，腰部活动功能基本恢复。

（三）未愈

症状未减轻。

第六节　强直性脊柱炎

强直性脊柱炎是一种主要累及脊柱、中轴骨及四肢大关节,以椎间盘纤维环及其附近韧带纤维化和骨化、关节强直为病变特点的慢性疾病。过去对本病缺乏认识,认为它属于类风湿关节炎。随着对本病了解的加深,特别是 20 世纪 70 年代以来,类风湿因子和组织相容抗原 HLA-B$_{27}$ 的发现,确定了类风湿关节炎和本病是两种不同的疾病。中医学将本病归入"骨痹"范畴,本病的临床征象主要在脊柱,脊柱出现严重畸形、功能障碍等临床变化。

一、病因病理

病因至今尚未完全明了,可能与基因遗传、感染、外伤、淋病等因素有关。病理变化以增生性肉芽组织为特点的滑膜炎开始,关节发生骨性强直的倾向性显著。本病的病变部位是肌腱、韧带在骨骼的附着处,又称之为"附着性关节炎",附着处的骨质被炎性物质侵蚀破坏,由淋巴细胞和浆细胞的结缔组织所替代。病变沿韧带或肌腱血管扩展,临近病变周围的骨髓组织亦有水肿,淋巴细胞和浆细胞浸润,破坏区的骨部产生反应新骨。修复性新骨生成过多过盛,并向附着的肌腱或韧带延伸,形成骨赘。在关节滑膜炎后,关节囊逐渐骨化,关节亦趋强直,关节相邻的骨面被髓腔血管所侵蚀,逐渐被骨沉着所充填。在脊柱纤维环与椎体软骨附着部,椎间盘的前方和侧方,也同样形成韧带骨赘,使椎间盘形成骨性强直,以前韧带病变最明显。在椎体节段之间,韧带骨化形成骨桥,类似竹节,称之为"竹节样脊柱",以后软骨板骨化,软骨内化骨,血管向椎间盘侵蚀,椎间盘逐渐骨化。

二、临床表现

病变首先发生于双骶髂关节、膝关节、腰椎或髋关节者多,也可以被发于其他关节或肌腱附着部。起病隐袭,表现为上述部位疼痛,发僵,阴天或劳累后加重,以后逐渐向上蔓延。病变扩大到胸椎。胸关节受受累时,胸廓活动受限,呼吸不畅,肋间神经痛。颈柱、头部转动和屈伸受限,整个脊柱强直,此种表现多呈上行性扩展,也可呈下行性扩展,常见于女性。病变常始于颈椎或胸椎,逐渐向下累及腰椎、骶髂关节及髋关节,患者有神经根性疼痛,四肢关节游走性疼痛,病程进展期有缓解。在中晚期患者,常可看见圆形性驼背畸形,多发生于胸椎或胸腰段。部分患者可出现关节强直或屈直及旋转畸形等。受累关节周围常可见到失用性萎缩。

三、诊断要点

(1)骶髂关节、腰背部反复疼痛。

(2)早、中期患者脊柱活动受限,晚期患者脊柱出现强直驼背固定,胸廓活动受限。

(3)实验室检查,血沉多增快,RF 多呈阴性,HLA-B$_{27}$多呈阳性。

(4)X 线检查,早期 X 线征呈骶髂关节间隙模糊,椎体小关节间隙改变;中期 X 线片显示骶髂关节踞齿样变,部分韧带钙化、方椎、小关节骨质破坏,关节间隙模糊;晚期 X 线片显示骶髂关节融合,脊柱呈竹节样变。

四、针灸治疗

(一)毫针法

处方一:大椎、气海、关元、神阙、身柱、腰阳关、相应病变局部的华佗夹脊穴。

操作:局部皮肤常规消毒,针刺得气后,用平补平泻法,留针 20～30 分钟,每天或隔天 1 次,7 次为 1 疗程。本方适用于风湿性的强直性脊柱炎。

处方二:大椎、身柱、曲池、腰阳关、相应病变局部的华佗夹脊穴。

操作:常规消毒后,先针大椎、身柱、曲池中强刺激泻法,不留针;后针华佗夹脊穴、腰阳关,用轻中等刺激,留针 10～15 分钟,出针时摇大其针孔,令其出血。每天 1 次,10 次为 1 个疗程。本方适用于风热湿性的强直性脊柱炎。

处方三:肝俞、肾俞、足三里、相应病变局部的华佗夹脊穴。

操作:消毒后,肝俞、肾俞、足三里均用补法,不留针;局部华佗夹脊穴针刺得气后,先泻后补,留针 5～10 分钟。每天或隔天 1 次,7 次为 1 个疗程。本方适用于正虚邪留性的强直性脊柱炎。

(二)穴位注射法

处方:大椎、腰阳关、阿是穴。

操作:将上述诸穴严格消毒后,用 5 mL 注射器及 6 号注射针头抽取威灵仙注射液,针刺得气后,回抽无血,即可推药,每次 0.5～1 mL。每 3 天 1 次,6 次为 1 个疗程。

(三)刺络拔罐法

处方:按病变关节取穴,或在肿胀强直明显处。

操作:严格消毒后,用皮肤针叩刺出血,然后加拔火罐,拔出血水,并使皮肤轻度青紫,每天或隔天1次,6次为1个疗程。本法适用于风湿热痹及痰瘀痹阻所致的强直性脊柱炎。

(四)灸法

处方:阿是穴、大椎、腰阳关。

操作:将燃着的艾条对准上述诸穴,距离为2~5 cm,进行回旋灸或雀啄灸,以患者能耐受。局部皮肤红晕为度。每天1次,10次为1个疗程。

(五)耳针法

处方:神门、交感、压痛点。

操作:严格消毒耳郭,捻转快速进针,得气后,强刺激,留针15~20分钟。每天或隔天1次,10次为1疗程。

五、推拿治疗

(一)一指禅推法

操作:患者取俯卧位,医者用单手或双手拇指腹着力于脊柱的两侧,操作时,医者上肢肌肉放松,沉肩垂肘、悬腕,将力量贯注于着力指端,并且有节奏地反复做直线向前推进。注意要以肘关节为支点,用腕部的摆动带动拇指的摆动,使之产生持续均匀的推力。每天1次,每次20~30分钟,10次为1个疗程。

(二)擦法

操作:医者用指腹或掌指面紧贴于患者脊柱两侧的皮肤上,做直线往返摩擦,产生一定的热量,往返距离要长,不要跳跃、停顿:每天1~2次,每次20~30分钟,20次为1个疗程。

(三)㨰按法

操作:患者俯卧,上胸部和腹部分别垫2~3个枕头,使前胸悬空,两手臂肘关节弯曲,放于枕旁。医者站于旁,在患者腰背部沿脊柱及其两侧,用㨰法治疗,同时另一手掌按压患者背部进行揿按动作。并嘱患者呼吸,当呼气时向下揿按,吸气时放松。指按或肘按脊柱两侧膀胱经、秩边、环跳、居髎,每天1次,15次为1个疗程。

(四)牵引推拿法

操作:医者立于患者的一侧或前方,进行平行式对抗牵引推拿,在逐渐加大牵引力的同时,给予适当的推、揉、弹拨、闪颤和叠等推拿法,重点作用脊椎和脊椎两侧的软组织,使关节松动,尽量舒展肌肉和韧带,有时可听到明显的弹响声。每天 1 次,10 次为 1 个疗程。

(五)踩跷法

操作:患者俯卧,医者双手扶住预先设置好的横木上,以控制自身体重和踩踏时的力量。同时用脚踩踏患者腰部并做适当的弹跳动作,弹跳时足尖不要离开患者皮肤。根据患者的体质和病情,可逐渐加重踩踏力量和弹跳幅度。每天 1 次,每次 10～15 分钟,10 次为 1 个疗程。

第七节　退行性脊柱炎

一、概述

退行性脊柱炎又称肥大性脊柱炎、增生性脊柱炎、老年性脊柱炎、脊椎骨关节炎等,是指椎间盘退变狭窄,椎体边缘退变增生及小关节因退变,使相应的神经根受压或受损而出现一系列功能障碍的病症。以椎体边缘增生和小关节肥大性变化为其主要特征。本病好发于中年以后,男性多于女性,长期从事体力劳动者易患此病。

本病属中医"腰痛"的范畴。

二、病因病机

(1)每因用力不慎,姿势不当,或负重过度,跌仆损伤,使经络受损,气血运行不畅,血脉瘀阻,不通则痛。

(2)年老肾气不足,精髓亏虚,或房劳过度,耗伤精血,使肾元虚惫,精血空虚,筋脉失养,致腰痛连腿,屈伸不利。

(3)因感受风寒,或久卧湿地,或冒雨涉水,或久居冷室,寒湿之邪,闭阻经络,使气血阻滞,骨节酸痛。

(4)素体阳气偏盛,内有蕴热,或嗜食辛热之品,积热于里;或感受时邪,误治失治,邪热传里;或感受寒湿之邪,久郁化火。使邪热浸淫腰脊,流注筋脉,痛及腰腿,灼热疼痛。

三、临床表现和体征

（一）症状

（1）患者多为40岁以上的体质肥胖者，有长期从事弯腰劳动和负重的工作史或有外伤史，起病缓慢。

（2）早期症状典型，患者常感腰背酸痛不适，僵硬板紧，不能久坐久站，晨起或久坐起立时症状较重，稍加活动后减轻，但过度活动或劳累后加重。

（3）腰部俯仰活动不便，但被动运动基本达到正常。

（4）急性发作时，腰痛较剧，且可牵制到臀部及大腿，若骨刺压迫或刺激马尾神经时，可出现下肢麻木无力、感觉障碍等症状。

（二）体征

（1）腰椎生理曲度减小或消失，甚或出现反弓。

（2）局部肌肉痉挛，有轻度压痛，一般无放射痛。

（3）下肢后伸试验常呈阳性，直腿抬高试验一般可接近正常。

（4）X线检查可见椎体边缘有不同程度增生，或有椎间隙变窄，生理弧度改变。

四、鉴别诊断

根据患者的年龄、病史、症状、体征及X线所见，本病一般诊断不难。临床上主要是跟强直性脊柱炎（多在40岁以下发病，脊柱强直出现较早，椎体模糊呈竹节样改变，无关节间隙模糊，骶髂关节首先受累，急性期血沉、抗O均增高）相区别。

五、针灸治疗

（1）治则：通络止痛。

（2）主穴：相应脊椎夹脊穴。

（3）配穴：①劳损腰痛，宜活血化瘀，可刺血郄委中穴，放血，腹部可用刺络拔罐法治疗；②肾虚腰痛，宜补肾壮腰，配肾俞、命门、腰阳关、关元俞、太溪，补法、多灸；③寒湿腰痛，宜温通经络，散寒去湿，取肾俞、命门、大肠俞、腰阳关，用温针灸或直接灸；④湿热腰痛，宜清热祛湿，配三焦俞、大肠俞，用泻法或刺络法治疗。除此之外，若腰痛沿经脉向下肢放射，呈牵拉样疼痛，可配合足少阳及足太阳经脉的环跳、阳陵泉、委中、绝骨、昆仑等穴治疗。

（4）方义：腰椎两侧夹脊穴紧靠腰椎，是治疗椎关节病变有效而安全的穴位，具有通络止痛的功效，为临床所常用；委中为血之郄穴，有去瘀止痛之功；肾俞、命门、腰阳关、关元俞都是壮腰补肾之要穴，用温灸法，可温阳去湿而除寒；泻三焦俞、大肠俞有清利下焦湿热之功。古人认为,足太阳膀胱经是主筋所生病者,足少阳胆经是主骨所生病者,退行性脊柱炎病在骨而牵涉筋,故可沿经脉向下肢放射疼痛,针灸也常配合膀胱经及胆经穴位治疗,以舒筋理骨,上下结合,以提高疗效。

六、基本推拿治疗

(1)治则:舒筋通络,行气活血,解痉止痛。

(2)主要手法:滚法、按法、揉法、点压法、弹拨法、扳法、擦法及被动运动。

(3)常用穴位及部位:肾俞、命门、腰阳关、腰夹脊、气海俞、关元俞、委中、阳陵泉、承山等。

(4)操作:①滚揉腰背法。患者俯卧位,医者用深沉有力的滚法施于腰背两侧骶棘肌,自上而下反复3~5遍,然后用掌根按揉3~5遍,以缓解肌肉痉挛。②弹拨止痛法。医者用拇指在腰背疼痛的部位上,做与肌纤维垂直方向的弹拨,再结合局部痛点按压肾俞、大肠俞、腰阳关、居髎等穴。③腰椎扳法。患者俯卧位,医者先行腰椎后伸扳法扳动3~5次,然后用腰椎斜扳法,左右各1次。④活血通络法。患者俯卧位,医者以红花油或冬青膏为介质,在腰部督脉经及两侧膀胱经施擦法,再横擦腰骶部,以透热为度。⑤有下肢牵痛者,可用滚法施于大腿后外侧和小腿外侧,随后拿委中、承山,按揉阳陵泉、昆仑等穴。

七、其他疗法

(一)耳针

耳穴选腰椎、骶椎、坐骨神经、神门、肝、肾。以患侧为主,每天针刺1次,每次留针2~4小时,或用微针埋针,每周1~2次。

(二)穴位注射

穴位仍按夹脊穴为主,药物选用丹参注射液、当归注射液,每次4 mL,分2穴注射;或用10%葡萄糖10~20 mL穴位注射,每次1~2穴;疼痛明显者选用2%普鲁卡因4 mL加泼尼松龙1 mL,穴位注射,每天1次。

(三)敷贴

用双柏散和水加蜂蜜,煎热后湿敷腰部。每天1次,适用于湿热腰痛者。

(四)其他

治疗腰痛方法颇多,除上述方法外,其他如红外线照射、超短波治疗、低频磁疗、激光治疗、药物离子透入法、蜡疗等均有帮助,可配合选用。

参考文献

[1] 胡宗华,陈雪,郜传荣,等.骨科疾病治疗与术后护理[M].哈尔滨:黑龙江科学技术出版社,2022.

[2] 王文革.现代骨科诊疗学[M].济南:山东大学出版社,2021.

[3] 陈兴国,王广虎,曹明娟,等.骨科疾病临床诊治与康复技术[M].哈尔滨:黑龙江科学技术出版社,2022.

[4] 邸禄芹.创伤骨科患者围术期管理[M].北京:科学技术文献出版社,2021.

[5] 刘宁,徐宁,李贵东.膝关节疾病的诊断与治疗[M].北京:中国纺织出版社,2022.

[6] 张继党,张久超,解琛.骨科疾病临床诊疗技术与方案[M].北京:科学技术文献出版社,2021.

[7] 张钦明.临床骨科诊治实践[M].沈阳:沈阳出版社,2020.

[8] 吕浩.临床骨科疾病诊断技巧与治疗方案[M].北京:科学技术文献出版社,2021.

[9] 闵云,鞠克丰,徐海波,等.实用骨科理论进展与临床实践[M].上海:上海交通大学出版社,2023.

[10] 王振兴.骨科临床常见疾病诊断与手术[M].哈尔滨:黑龙江科学技术出版社,2021.

[11] 赵忠磊,郝锰,张宝飞,等.骨科常见病诊断与微创治疗[M].哈尔滨:黑龙江科学技术出版社,2021.

[12] 马亮,张维亮,梁延琛,等.骨科常见疾病治疗与决策[M].长沙:中南大学出版社,2022.

[13] 喻勤军.新编骨科诊疗技术[M].长春:吉林科学技术出版社,2020.

[14] 张建.现代骨科疾病诊治要点[M].北京:中国纺织出版社,2021.

[15] 于春波.实用骨科疾病临床处置与手术技巧[M].北京:中国纺织出版社,2022.

[16] 潘月兴.实用骨科诊疗学[M].哈尔滨:黑龙江科学技术出版社,2020.

[17] 杨猛,李平,闫晨.创伤骨科疾病诊疗与影像学诊断[M].沈阳:辽宁科学技术出版社,2022.

[18] 孟涛.临床骨科诊疗学[M].天津:天津科学技术出版社,2020.

[19] 梁延琛,李岩,宋磊,等.骨科疾病诊治与健康教育[M].成都:四川科学技术出版社,2023.

[20] 葛磊.临床骨科疾病诊疗[M].北京:科学技术文献出版社,2020.

[21] 于学海.现代骨科创伤与疾病[M].长春:吉林科学技术出版社,2020.

[22] 张宝峰,孙晓娜,胡敬暖.骨科常见疾病治疗与康复手册[M].北京:中国纺织出版社,2021.

[23] 魏海鹏.骨科疾病诊疗思维[M].长春:吉林科学技术出版社,2022.

[24] 路聊东.临床骨科疾病诊治技术[M].长春:吉林科学技术出版社,2022.

[25] 周青,薛恩兴,赵喆.现代骨科疾病临床诊治与研究进展[M].上海:上海交通大学出版社,2021.

[26] 李巧云.骨科护理风险管理模式的探索及效果研究[J].重庆医学,2022,(2):423-425.

[27] 朱成明,覃文杰,石展英,等.双侧肩关节脱位相关研究进展[J].骨科,2021,12(6):578-580.

[28] 陈兰,张树芳,朱莲芳,等.脊柱损伤及脊柱手术后DVT的预防与护理进展[J].当代医药论丛,2023,(9):194-196.

[29] 周继辉,李新志,周游,等.髌骨骨折修复内植物选择的多重问题[J].中国组织工程研究,2021,25(9):1440-1445.

[30] 马昕.关于足踝部损伤的几个关键点及思考[J].中华创伤骨科杂志,2021,23(4):281-283.